JN421496

프롤로그

함께 병원을 만든다는 것 — 20년 공동 개원의 시간

20년 전, 우리는 설레는 마음으로 공동 개원을 준비했다. 밤늦게까지 둘이 만나 도면을 그리고, 어떤 장비를 들일지 고민하고, 어디서 재료를 구할지 함께 머리를 맞댔다. 하지만 그보다 더 많이 나눈 이야기는 진료에 관한 것이었다. 어떻게 하면 환자를 더 잘 진료할 수 있을지, 어떤 철학으로 진료에 임할 것인지, 사용하는 술식과 재료까지도 하나하나 점검하며 가능한 한 맞춰 보려 애썼다. 모든 것이 완벽히 일치할 수는 없었다. 그러나 적어도 '환자를 어떻게 바라볼 것인가'에 대한 근본적인 태도만큼은 함께 가야 한다는 데엔 서로 깊이 공감했다.

그렇게 맞춰서 시작했지만 막상 병원을 열고 나니 현실은 생각보다 복잡했다. 공동 개원은 단지 두 사람이 함께 진료하는 일이 아니었다. 그 사이에는 수많은 직원과 관계가 얽혀 있었다. 아무리 서로 마음을 맞춘다 해도 조직은 늘 예기치 못한 방식으로 긴장을 만들었다. 생각의 차이도 있었고 감정의 충돌도 피할 수 없었다. 그러나 우리에겐 하나의 믿음이 있었다. 바로 '우리는 이 병원을 진심으로 아낀다'는 믿음이었다.

결국 갈등은 논리로 해결되는 것이 아니었다. 누가 더 병원을 사랑하는가, 누가 더 깊이 고민했는가의 싸움이었다. 더 치열하게 애쓴 사람이 이겼고, 그 승리는 곧 병원의 성장으로 이어졌다. 싸우고, 부딪치고, 때로는 지치면서도 우리는 고쳐 나갔다. 그 과정이 있었기에 병원은 조금씩 단단해졌고 우리는 더 나은 동료가 될 수 있었다.

어느덧 20년이 지났다. 처음부터 병원을 크게 키우고 싶었던 것은 아니었다.

PROLOGUE

다만 환자에게 진심으로 다가가다 보니 환자가 늘었고, 환자가 늘자 병원의 외형도 자연스럽게 커졌다. 그렇게 지금, 우리는 11명의 공동 원장과 130여 명의 직원이 함께하는 병원이 되었다. 단일 치과로는 국내에서도 손꼽히는 규모다.

하지만 우리는 이 병원을 '크게' 키우기보다는 '좋게' 키우고 싶었다. 규모만 큰 병원이 아니라 철학이 살아 있는 병원, 환자에게도 직원에게도 신뢰를 주는 병원이 되고 싶었다. 그런 마음으로 춘천예치과는 지금까지 단 한 번도 저수가 마케팅을 하지 않았다. 병원이 유명해졌다는 평가보다 더 소중한 것은, 지역사회에 신뢰를 주는 병원이 되었다는 사실이다.

이 책은 그런 우리의 시간을 돌아보며 쓰는 기록이다. 자랑하고 싶은 마음보다는, 다시 한번 마음을 다잡고 앞으로 더 좋은 병원을 만들어 가고 싶다는 다짐에 가깝다. 그리고 이 여정이 공동 개원을 고민하는 누군가에게 작은 이정표가 되었으면 한다. '함께 병원을 한다'는 일이 얼마나 섬세하고 복잡한지, 그럼에도 얼마나 보람차고 의미 있는 일인지를, 이 책을 통해 나누고 싶다.

2025년 12월

저자 **김동석, 송호용**

성공하는 공동 개원의 진짜 이야기

그래도, 우리는 함께했습니다

송호용 · 김동석 저

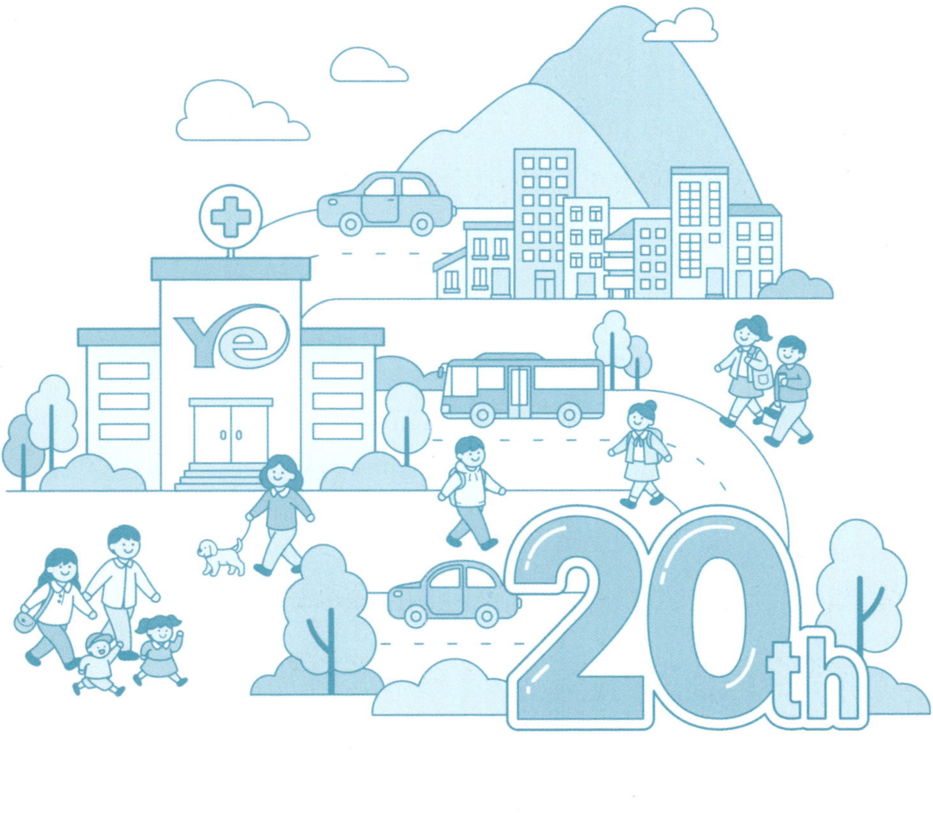

dh 나래출판사

성공하는 공동 개원의 진짜 이야기

그래도, 우리는 함께했습니다

송호용 · 김동석 저

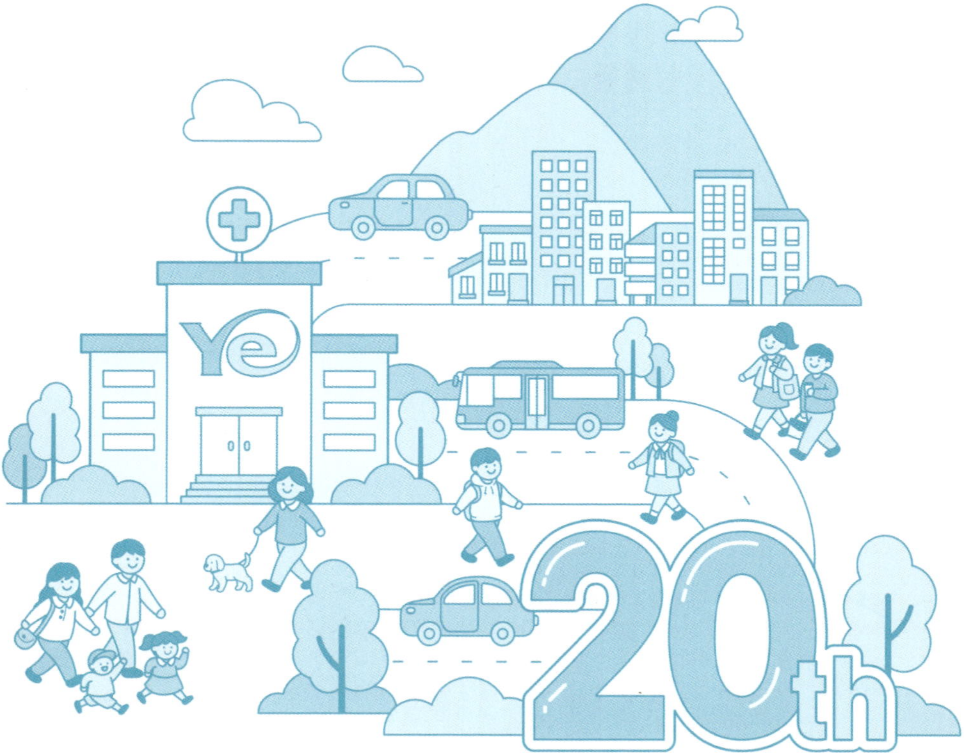

dh 나래출판사

Narae Publishing, Inc.

SK V1 Tower 1507
Younmujang 5 gagil 25, Sungdong-gu
Seoul 04782, Korea
TEL: +82-2-922-7080
FAX: +82-2-922-0841
E-mail: nrpub@naver.com
Website: www.nrbooks.kr

성공하는 공동 개원의 진짜 이야기

그래도, 우리는 함께했습니다

발행일 2026년 1월 5일
저자 송호용, 김동석
발행인 최용원
편집디자인 장순임
표지디자인 장순임
교정·교열 윤수현
일러스트 김민아
발행처 **나래출판사** (등록 제2012-000051호/1994.6.10)
주소 서울시 성동구 연무장 5가길 25, 성수역 SK V1 Tower 1507호
전화 (02) 922-7080
팩스 (02) 922-0841
이메일 nrpub@naver.com
홈페이지 www.nrbooks.kr

Copyright ⓒ 2026 by Narae Publishing, Inc.

본서는 저자와의 계약에 의해 **나래출판사**에서 발행합니다.
본사의 서면동의 없이 본서의 일부 또는 전부를 무단으로 복제하거나 스캔 또는 사진으로 복사하여 pdf나 그림파일로 전자기기에 저장 및 전송하는 행위는 법률로 엄격히 금지하고 있습니다. 이를 위반 시는 5년 이하의 징역 또는 5천만 원 이하의 벌금에 처하거나 이를 병과할 수 있습니다.

ISBN 979-11-7133-216-8

정가 20,000원

Printed in Korea

CONTENTS

프롤로그 >> V

지피지기 >> 1

개원 선택지 >> 12

동거의 시작 >> 19

둔감력 >> 26

파트너 선택 >> 32

암묵지와 공동 개원 >> 42

정반합 >> 49

공동 성장 >> 56

의사결정의 문제 >> 63

분배의 미 >> 69

예비비 >> 76

처음과 끝, 계약서 >> 83

공동 개원 계약서 >> 89

성장곡선 >> 109

공동 개원의 끝 >> 115

목 차

진솔한 이야기 (대담) >> **121**

1. 처음엔 믿음이었다 ······ 121
2. 함께 쓴 원장방 ······ 122
3. 서로의 직원 존중까지 걸린 시간 ······ 124
4. 누가 더 기여했나 싸우기도 ······ 126
5. 병원을 떠난 동업자와 지분 문제 ······ 128
6. 보험사기 사건과 병원의 신뢰 위기 ······ 130
7. 확장 기회의 타이밍 ······ 132
8. 지역과 중앙의 역할 분담 ······ 133
9. 은퇴를 향한 다른 속도 ······ 135

에필로그 >> **140**

지피지기(知彼知己)

치과에서 보철물이 가지고 있는 평균적인 수명이 있다. 보통 7~8년으로 10년 이상 사용한 보철물을 가지고 있다면 평균수명 이상 사용했으니 돈 아꼈다고 생각할 수도 있다. 하지만 겉으로는 문제가 없어 보여도 이차 우식 등 다른 문제가 있음에도 발견되지 않았을 수 있다. 따라서 이런 경우 보통 더 늦기 전에 교체하는 것이 좋다고 환자에게 설명한다. 치과에서의 공동 개원도 딱 그렇다. 길어야 7~8년 간다. 10년 이상 가고 있다면 잘하고 있을 수도 있고, 아니면 탈이 났지만 그 누구도 뜯어고치기 귀찮아서 그냥 사용하는 보철물처럼 공동 개원이 유지될 수도 있다.

치과에서의 공동 개원도 딱 그렇다. 길어야 7~8년 간다.

한 자리를 지키면서 공동 개원을 유지한 지 20년이 되었다. 7~8년 주기로 새롭게 뜯어내고 고쳐내기를 반복했다. 20년 기간 동안 파트너에 도장을 찍은 사람 중 한 명을 제외하고는 모두 그 자리를 지키고 있다. 나간 그 한 사람 덕에 남은 사람은 더욱 견고해졌기 때문에 그 파트너도 결국 우리 병원에서는 소중한 사람이었다. 공동 개원 20년. 이제는 공동 개원에 대해서 이런 저런 이야기를 해도 되겠다는 생각이 들었다.

동업하면 망한다?

우리나라는 동업에 대해서 안 좋게 생각하는 경향이 강하다. '동업 잘못하면 친구, 재산 모두 잃는다'라는 말이 공공연하다. 하지만 세계적으로 성공한 동업 기업은 다양하다. 이러한 기업들은 공동 창립자 간의 강력한 파트너십, 공유된 비전 그리고 서로 보완하는 기술과 재능을 바탕으로 큰 성공을 이루었다. 누구나 알만한 몇 가지 대표적인 예시다.

Google

- **창립자:** 래리 페이지와 세르게이 브린
- **성공 요인:** 래리 페이지와 세르게이 브린은 스탠퍼드 대학교에서 만났으며, 서로 다른 백그라운드를 가지고 있었지만 검색 엔진 기술에 대한 공통된 비전을 공유했다. 이들의 파트너십은 Google을 세계에서 가장 영향력 있는 기술 회사 중 하나로 만드는 데 결정적인 역할을 했다.

Apple

- **창립자:** 스티브 잡스, 스티브 워즈니악, 로널드 웨인
- **성공 요인:** 스티브 잡스와 스티브 워즈니악은 각각 비즈니스 및 제품 디자인과 기술적 능력을 갖춘 완벽한 조합이었다. 이들의 협력은 개인용 컴퓨터 혁명의 시작이었으며, Apple을 세계적인 브랜드로 성장시켰다.

Microsoft

- **창립자:** 빌 게이츠와 폴 앨런
- **성공 요인:** 빌 게이츠와 폴 앨런은 어린 시절 친구로, 소프트웨어 개발에 대한 공통된 열정을 가지고 있었다. 이들의 파트너십은 개인용 컴퓨터의 보급을 촉진하고, Microsoft를 세계 최대의 소프트웨어 회사 중 하나로 만드는 데 중요한 역할을 했다.

우리나라의 네이버, 카카오, 셀트리온, 빙그레 등도 공동으로 창업하여 성공한 대표적인 기업이다. 의료에서도 꽤 많은 분야에서 공동 개원이 성공적으로 이루어져 왔다. 다만 형식상 영리병원이 금지되어 있어, 많은 부를 창출해야 성공했다고 여겨지는 기업의 형태처럼 잘 알려지지 않았을 뿐이다.

공동 개원이 성공의 지름길이 될 수는 없다. 하지만 어떤 누군가는 공동 개원을 해야 성공할 수 있는 것이 사실이기도 하다.

나를 알고 상대도 알아야

우리가 첫 개원을 공동 개원으로 택한 이유는 사실 복잡하지 않았다. 혼자 하기에 좀 겁이 났고, 리스크를 줄이면서 시너지 효과는 높일 수 있는 방법이라고 생각해서이다. 그리고 때마침 가까운 곳에 파트너가 있어서 이런저런 개원에 대한 고민을 쉽게 토론할 수 있었다. 물론 그 이면에서는 성격, 성실성, 능력치에 대해서 서로를 재어 봤을 것이고 서로가 보완할 수 있는 점에 대해서도 충분히 고민했을 것이다. 공동 개원을 하기 전에 서로에 대해서 어느 정도 점검해 볼 기회를 갖는 것이 좋지만 기회가 꼭 주어지는 것은 아니다. 결혼을 전제로 동거를 할 수 있겠지만 모두에게 가능한 것은 아니다. 결국 우리가 배우자를 만날 때 다양한 방법을 동원해서 알아보듯 나와 상대에 대해서 분석할 시간은 필요하다.

예를 들어, DISC 분석법과 MBTI(Myers-Briggs Type Indicator) 테스트는 우리가 세상을 어떻게 인식하고, 의사결정을 어떻게 내리며, 스트레스 상황에 어떻게 반응하는지에 대한 통찰을 제공한다.

- **DISC 분석법:** DISC는 'Dominance(지배성), Influence(영향력), Steadiness (안정성), Conscientiousness(성실성)'의 약자로, 개인의 행동 스타일과 성격 특성을 분류한다. 예를 들어, 지배적인 성향의 사람은 목표를 달성하기 위해 노력하고 결정적이며 자신감이 넘친다. 영향력이 강한 사람은 사교적이고 설득력이 있으며 다른 사람과 긍정적인 관계를 구축하는 데 능숙하다. 안정적인 성향의 사람은 신뢰할 수 있고 인내심이 많으며 팀워크를 중시한다. 마지막으로 성실한 성향의 사람은 주의 깊고 정확하며 조직적이다.

- **MBTI:** 개인의 성격을 16가지 유형으로 분류한다. 이는 에너지를 어디서 얻는지(외향성 vs 내향성), 정보를 어떻게 처리하는지(감각 vs 직관), 결정을 어떻게 내리는지(사고 vs 감정), 생활을 어떻게 조직하는지(판단 vs 인식)의 네 가지 기본 차원을 기반으로 한다. 예를 들어, INFP 유형은 내향적 직관 감정 인식의 약자로, 이상주의적이고 창의적이며 가치에 따라 결정을 내리는 경향이 있다. ENTJ 유형은 외향적 사고 판단의 특징을 지니며, 리더십 능력이 뛰어나고 구조화된 환경에서 효율적으로 목표를 달성하는 데 초점을 맞춘다.

대부분 공동 개원은 성격보다는 능력을 먼저 보는 것이 사실이다. 하지만 장기적인 관점에서 공동 개원에서 생기는 다양한 문제는 결국 사람의 성향 때문에 생긴다. 물론 이런 문제를 극복할 수 있는 다양한 장치를 만들어야 하지만 서로의 성향을 이해하는 것은 마치 자신만의 공동 개원 지도를 손에 넣는 것과 같다. 이 지도를 통해 우리는 우리 자신의 내면을 탐험하고, 다른 사람

공동 개원에서 생기는 다양한 문제는 결국 사람의 성향 때문에 생긴다.

성향에 대한 이해와 분석은 마치 자신만의 공동 개원 지도를 손에 넣는 것과 같다.

과의 관계에서 발생할 수 있는 갈등의 원인을 이해하며, 우리에게 가장 적합한 경로를 찾을 수도 있다.

함께하기 위해 마음먹기

20년 전 2명 공동 개원으로 마음을 먹고 준비할 때 주변 사람에게 많이 들었던 얘기가 있다. 바로 '둘이 성격이 그렇게 다른데 괜찮겠어?'였다. 둘이 오랜 기간 친하게 지냈던 것을 잘 알고 있는 사람들까지 모두 걱정하는 눈빛이었다. 당시는 '공동 개원은 절대로 하지 말라'는 말이 공공연했기 때문이다.

홀로서기가 불안했던 당시의 선택은 소심하고 조심스러운 한 쪽의 성격 탓으로 보였을 것이다. 지금의 성향분석법으로 볼 때 김 원장은 내향적이고 직관적(INFJ)이지만 송 원장은 외향적이고 감각적(ESFJ)이었기 때문이다. 그러나 내향적이고 직관적인 김 원장은 공동 개원보다는 단독 개원이 더 적합했을 수도 있다. 조용한 환경에서 깊은 사고에 잠기는 것을 선호하며, 자신의 내면적인 가치와 아이디어를 사업에 반영하는 것을 중요하게 여기는 성향 때문이다. 반면에, 외향적이고 감각적이었던 송 원장은 파트너와의 협력을 통해 새로운 아이디어를 탐색하고 동기부여를 얻으며, 활발한 네트워킹을 통해 비즈니스를 성장시키는 것에 능숙한 성향의 소유자였다. 송 원장은 공동 개원의 파트너가 필요했을 것이고 그 곁에 김 원장이 있었다. 결국, 당시 주변의 반응이 어떠했든 간에 우리는 각자 갖추지 못한 많은 것을 상대방이 갖추고 있다고 확신했기에 우려하지 않았다. 서로를 채워 줄 수 있다는 것은 공동 개원에서 중요한 요소라고 여겼기 때문이다.

사람의 성향을 뛰어넘는 운명 같은 만남은 존재한다.

사람의 성향을 뛰어넘는 운명 같은 만남은 존재한다. 그러나 우리의 경험에 비추어볼 때 성향에 대한 이해와 분석은 필요하다. 상대에 대해 어떤 '기대감'을 가져도 될지 또는 어느 정도의 '이해'를 할지에 대한 나름의 기준이 생기기 때문이다.

성격의 유형과 공동 개원

공동 개원의 여정은 때때로 서로 다른 성격이 부딪치면서 벌어지는 드라마와 같다. 한 명이 내향적이고 직관적인 INFJ일 때, 외향적이고 감각적인 ESFJ인 파트너와의 작업은 상당한 조율이 있어야 했다. 우리는 그런 사실을 알고 있었기 때문에 원장실을 따로 두지 않았다. 싸우더라도 얼굴을 볼 수 있게 방은 늘 같이 썼다.

우리는 그런 사실을 알고 있었기 때문에 원장실을 따로 두지 않았다. 싸우더라도 얼굴을 볼 수 있게 방은 늘 같이 썼다.

예를 들어, 새로운 재료나 장비, 치료 기술에 대한 도입을 결정하는 중대한 순간, 두 성격 유형의 차이가 뚜렷이 드러났다. INFJ인 김 원장은 가능한 모든 옵션을 깊이 있게 고민하며, 장기적인 결과와 영향을 우선시하는 경향이 있었던 반면, ESFJ인 송 원장은 환자의 즉각적인 필요와 현재 상황을 더 중요하게 생각하며 빠른 결정을 선호했다. 우리는 서로의 접근 방식에 귀 기울이며 중립적인 결정을 내리기 위해 노력했다. 김 원장의 깊이 있는 분석과 송 원장의 실용적 접근이 결합하여 대부분 균형 잡힌 결정을 내릴 수 있었다. 이처럼 성격이 서로 다를지라도, 상호 존중과 열린 의사소통을 통해 공동 개원에서의 도전을 기회로 전환할 수 있다. 서로의 다름을 인정하고 각자의 강점을 활용하면 더욱 강력하고 효과적인 팀을 구성할 수 있는 것이다.

MBTI를 통한 개원 유형 선택

- **ENTJ, ESTJ(외향, 사고, 판단):** 리더십과 조직 능력이 뛰어난 이 유형은 단독 개원에서 비즈니스를 성공적으로 이끌 수 있다.
- **ENFP, ENTP(외향, 직관, 인식):** 새로운 아이디어와 기회를 추구하는 이 유형은 공동 개원에서 다양한 관점을 탐색하고 혁신적인 해결책을 찾는 데 기여할 수 있다.
- **ISFJ, INFJ(내향, 감정, 판단):** 조화와 안정을 중시하는 이 유형은 공동 개원에서 동료와 깊은 관계를 구축하고 팀의 단합을 도모하는 데 중요한 역할을 할 수 있다.
- **ISTP, INTP(내향, 사고, 인식):** 독립적인 사고와 문제 해결 능력이 뛰어난 이 유형은 단독 개원에서 자신의 전문 분야를 깊이 탐구하고 혁신을 추구하는 데 적합하다.

직관적인 N과 감각적인 S 유형이 서로 다른 관점을 제공하여 혁신과 실행 사이의 균형을 맞출 수 있지만, 두 P 유형이 함께할 때는 결정을 내리는 데 어려움을 겪을 수 있으며, 이는 프로젝트의 지연으로 이어질 수 있다.

1. 다른 성격 유형이 만나서 좋은 경우

- **ENTJ와 INTP:** ENTJ는 천부적인 리더십과 조직 능력을 갖추고

있으며, 목표를 설정하고 이를 달성하기 위한 계획을 세우는 데 뛰어나다. 반면, INTP는 독창적인 아이디어와 깊은 분석 능력을 갖추고 있어 복잡한 문제를 해결하는 데 강점이 있다. ENTJ는 전략적 방향성과 실행력을 제공하고, INTP는 혁신적인 해결책과 이론적 깊이를 제공하여 서로의 단점을 잘 보완할 수 있다.

- **ESFJ와 ISTP:** ESFJ는 사람과의 관계를 중시하고 조화로운 환경을 조성하는 데 뛰어나다. 그들은 팀원의 복지와 조직의 분위기 관리에 강점이 있다. ISTP는 실용적이고 현실적인 해결책을 제공하며, 순발력과 유연성을 가지고 문제를 해결한다. ESFJ의 사람 중심 접근법과 ISTP의 문제 해결 능력이 결합하면 팀의 단합과 효율성을 모두 증진할 수 있다.

2. 비슷한 성격 유형이 만나서 좋은 경우

- **ENFP끼리:** ENFP 유형의 사람은 열정적이고 창의적이며, 새로운 가능성을 탐색하는 것을 좋아한다. 두 ENFP가 팀을 이루면 그들의 열정과 창의력이 서로를 고무시키고, 혁신적이고 비전 있는 프로젝트를 만들어 낼 수 있다. 그들의 강한 직관력과 개방성은 다양한 아이디어를 수용하고 발전시키는 데 도움이 된다.

3. 다른 성격 유형이 만나서 문제가 되는 경우

- **ISTJ와 ENFP:** ISTJ는 세부 사항에 집중하고 계획을 세우며 규칙과 절차를 따르는 것을 중요시하는 반면, ENFP는 자유롭고 유연한 사고를 선호하며 계획보다는 즉흥적인 결정을

좋아한다. 이 두 유형이 함께 일할 때 ISTJ는 ENFP의 변덕스러움과 계획 부족을 이해하기 어려워할 수 있고, ENFP는 ISTJ의 엄격함과 유연성 부족을 제한적으로 느낄 수 있다.

4. 비슷한 성격 유형이 만나서 문제가 되는 경우

- **ISTJ끼리:** 두 ISTJ가 함께 일하면, 그들의 강한 책임감과 세부사항에 대한 집중은 효율적인 작업 수행에 도움이 될 수 있다. 그러나 동시에, 새로운 아이디어나 변화에 대한 개방성이 부족하여 혁신이나 창의적인 해결책을 찾는 데 있어 한계를 보일 수 있다.

나도 알고 상대도 알아야

나 자신을 잘 알고 분석하는 것은 나의 인생을 위해서 물론 중요하겠지만 공동 개원에서는 파트너도 나만큼 알아야 한다. 다양한 MBTI 성격 유형에 따라 어떻게 서로의 단점을 보완하거나, 반대로 충돌을 일으킬 수 있는지 알아야 한다. 성격 유형을 고려하여 파트너를 선택하고 서로의 강점을 이해하며 차이를 존중하는 태도를 보인다면, 공동 개원에서 성공적인 협력 관계를 구축할 수 있을 것이다. 우리가 그랬던 것 같다. 우리는 서로를 이해하고 갈등을 해결하며, 공동으로 성공을 구축해 나가는 데 '서로에 대한 이해'가 귀중한 도구가 되었다. 운명적인 만남이라고도 할 수 있는 우리의 파트너십은 성격의 차이를 이해하고 존중하는 것에서 시작되었다.

핵심 요약

1. 공동 개원의 지속 여부는 성격 궁합과 상호 이해에 크게 좌우된다.
2. 장기적인 협업을 위해 MBTI, DISC와 같은 성향 도구의 활용이 중요하다.
3. 성격 차이는 갈등의 원인이 될 수 있지만, 상호 존중과 조율로 강점이 될 수 있다.
4. 파트너의 성향을 미리 파악하고 서로의 다름을 이해하는 태도가 병원의 지속 가능성을 높인다.

벤치마킹 적용 포인트

1. 공동 개원 전, 파트너와의 성향 분석 시간을 가져보자.
2. 원장실이나 회의 방식 등 공간/시스템 설계에 성격적 차이를 반영해 보자.
3. 파트너 간 '갈등 예보 시스템'을 만들고 소통 원칙을 합의하자.
4. 능력뿐 아니라 성향까지 보는 것이 공동 개원 파트너십의 지속성을 높인다.

memo

우리 병원에 적용해 보기

개원 선택지

우리나라에서 공동 개원은 의사와는 거리가 먼 방식이었다.

우리나라에서 공동 개원은 의사와는 거리가 먼 방식이었다. 1995년 보건복지부의 조사에 의하면 치과 31개를 포함해서 총 158개의 의원만이 공동 개원의 형태로 운영되었다고 한다. 30년 전에는 거의 단독 개원이었다는 이야기다. 지금도 여전히 단독 개원의 형태가 80% 이상을 차지할 정도로 지배적이다. 단독 개원은 의사가 자신의 클리닉을 독립적으로 운영하기 때문에 완벽한 자율성과 결정권을 가진다. 실제로 대부분의 의사가 독립적인 결정을 내릴 수 있는 자유 때문에 단독 개원을 선택한다. 이는 환자 치료를 관리하고, 진료 범위를 정의하는 것뿐만 아니라 자신의 일정을 설정하고 환자를 선택할 수 있는 자율성을 포함한다.

의사의 성향은 사실상 '공동'과는 좀 동떨어져 있다. 철저하게 이기적인 입시 환경의 영향은 접어 두자. 의대 공부를 하고 인턴과 레지던트 기간, 전임의, 봉직의 등의 생활을 거치다 보면 수직적인 명령 체계, 지시, 복종에 억지로 익숙해지고 결국엔 이 공동 조직에 지쳐서 혼자만의 병원을 꿈꾸게 된다. 어느덧 누군가와 함께 결정하고 나누고 하는 것을 하기 싫어하게 되는 것이다.

고군분투(孤軍奮鬪), 단독 개원의 길

단독 개원은 높은 책임감과 부담을 수반한다. 모든 행정적, 재정적 관리를 의사 스스로 해야 하며 장비 구매, 보험, 마케팅 등 공유 자원의 부족으로 높은 운영비를 감수해야 한다. 또한 환자 기반이 상대적으로 작으므로 경제적인 변동에 민감할 수 있으며, 진료 외에도 다양한 업무에 많은 시간을 투자해야 한다.

전문적인 마케팅이 없어도 나 홀로 개원해 승승장구하던 시절이 있었다. 특별한 경영 철학이 없어도 환자가 넘치던 시절은 이제 옛이야기가 되었다. 혼자서 모든 준비를 해 나가기 벅찬 의사는 컨설팅 업체를 찾게 되고 그중 많은 업체가 흔히 저수가 마케팅을 수단으로 하고 있다. 현재 저수가 마케팅으로 생긴 잡음은 사실 홀로서기를 위한 의사의 불안감과 업체의 마케팅 수단이 결합한 결과물이라 보면 된다. 이런 의사가 모이고 마케팅이 더 과감해지니 초저수가의 초대형 치과들이 생겨나는 것이다. 그래서 사실 의사만 많을 뿐이지 이런 초저수가 대형 치과는 공동 개원이 아니라 변형된 단독 개원의 형태에 가깝다.

전문적인 마케팅이 없어도 나 홀로 개원해 승승장구하던 시절이 있었다.

단독 개원의 경쟁력 강화 방법

① 특정 분야에서 전문성을 높여 환자에게 차별화된 서비스를 제공할 수 있어야 한다. 또한 지역사회와의 연계를 강화하여 환자 유입을 증가시킬 수 있다. 예를 들어, 지역 행사나 건강 검진 캠페인, 지역 의료봉사에 참여하여 클리닉의 인지도를 높이고, 환자와의 신뢰 관계를 구축하는 것이 좋다.

② 최신 의료 기술과 디지털 헬스케어 도구를 활용하여 효율적인 환자 관리와 운영 효율성을 높이는 것이 중요하다. 이는 단독 개원의 경우 비용과 자원의 제약을 받을 수 있기 때문에 더욱 중요하다. 최근 대형 치과와 단독 치과의 장비의 차이가 크게 없는 반면 환자의 인식은 다를 수 있다. 이에 대한 정확한 정보를 전달할 필요가 있다. 모바일 홈페이지, 전자 건강 기록 시스템(EHR)의 도입이나 온라인 예약 시스템 등을 활용하면 운영 효율을 크게 개선할 수 있다.

③ 마케팅 전략을 강화하여 더 넓은 환자층에 도달해야 한다. 온라인 마케팅, 소셜 미디어 활용, 지역 커뮤니티와의 네트워킹을 통해 클리닉의 가시성을 높이는 것이 효과적이다. 특히, 환자 리뷰와 추천을 적극적으로 활용하면 신규 환자 유입에 크게 도움이 된다.

상애상조(想愛相助), 공동 개원의 길

공동 개원은 두 명 이상의 의사가 협력하여 클리닉을 운영하는 방식으로, 리소스와 책임을 공유한다. 이 구조는 진료 부담을 분산시키고, 전문 지식을 공유할 수 있어 진단과 치료의 효율성을 높일 수 있다. 또한 재정적으로도 더 안정적이며, 다양한 보상 방식을 통해 더 높은 수입을 기대할 수 있다. 무엇보다도 의료 기술의 발전과 함께 진료 과정이 점점 더 전문화되고 복잡해지면서, 다양한 전문가가 협력하는 것이 필수적으로 되고 있다. 하지만 공동 개원에서는 병원 내에서 의사결정을 공유해야 하며, 때로는 집단의 이익을 위해 개인의 선호를 접어야 할 상황이 발생할 수 있다. 공동 개원의 수많은 장점을 알고도 의사로서 개인의 자율성이 제한되는 것을 참지 못한다면 뒤로할 수밖에 없는 이유다. 또한 병원의 크기가 클수록 관리가 복잡해지고 내부 갈등이 발생할 가능성도 있다.

공동 개원에서는 병원 내에서 의사결정을 공유해야 하며, 때로는 집단의 이익을 위해 개인의 선호를 접어야 할 상황이 발생할 수 있다.

이러한 추세는 전 세계적으로 관찰되며, 특히 고령화와 만성질환의 증가로 인해 지속될 가능성이 크다. 하지만 의료 정책, 경제 상황, 기술 발전 등 외부 요인에 따라 언제든지 변화할 수 있고 시장 변화나 의료 정책의 조정과 같은 변수에 따라 단독 개원이 다시 인기를 얻을 가능성도 배제할 수 없다.

공동 개원 증가의 이유

① **책임과 비용 공유:** 의사들 사이에 책임과 비용이 분배되어 개인 업무의 부하와 재정적 위험을 줄인다. 이는 의료 행정과 규제가 점점 더 복잡해지는 환경에서 특히 매력적이다.

② **협력적 환경:** 의사는 동료와 협력할 수 있는 이점을 누릴 수 있으며, 이로 인해 의사결정을 강화하고 어려운 진단과 치료를 협진을 통해 해결할 수 있다.

③ **재정 안정성 및 인센티브:** 집단 개원은 급여와 생산성 보너스를 포함한 구조화된 보상 계획을 통해 일반적으로 단독 개원보다 더 많은 재정적 안정성을 제공한다.

④ **워라밸 보장:** 일반적으로 더 예측 가능한 근무 시간과 생활 방식을 제공하며, 이는 새로운 세대의 의료 전문가에게 점점 더 중요하게 여겨진다.

포기할 줄 아는 선택

자신이 절대 포기하지 못하는 것을 잘 알고 선택해야 한다.

유연성을 갖고 시장의 요구와 트렌드에 맞춰 조정하는 것이 성공적인 의료 경력을 구축하는 데 있어 결정적인 요소가 될 것이다.

단적으로 단독 개원과 공동 개원을 놓고 비교하기에는 운영하는 방식이나 구조적인 프레임이 너무나 다양하다. 자신의 성향을 잘 파악하고 파트너에 대한 이해도 필요하지만, 무엇보다도 각각의 방식이 가진 장단점에 대한 본인의 포기 선택지를 잘 아는 것이 무엇보다 중요하다. 어느 방식이든 포기해야 할 것이 있기 때문에 자신이 절대 포기하지 못하는 것을 잘 알고 선택해야 한다.

결론적으로, 단독 개원이든 공동 개원이든 각각의 형태가 가진 장단점을 충분히 이해하고, 자신의 성향과 전문적 목표에 맞는 선택을 하는 것이 중요하다. 이미 대부분 우리는 선택했다. 하지만 의료 환경은 끊임없이 변화하므로, 유연성을 갖고 시장의 요구와 트렌드에 맞춰 조정하는 것이 성공적인 의료 경력을 구축하는 데 있어 결정적인 요소가 될 것이다.

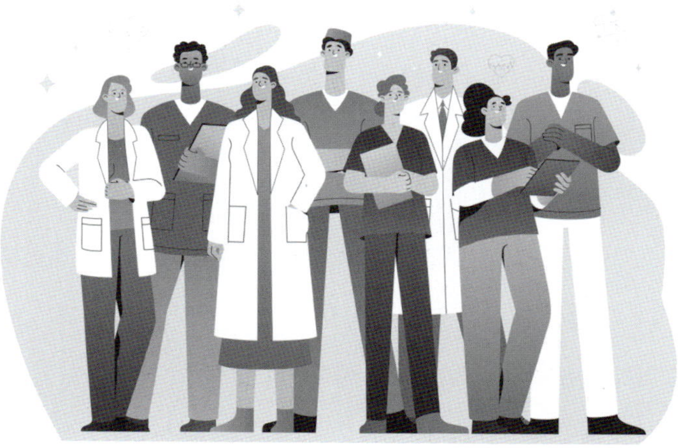

핵심 요약

1. 우리나라 의료 환경에서는 여전히 단독 개원이 지배적이며, 그 배경에는 의사의 성향과 구조적 전통이 있다.
2. 단독 개원은 자율성과 독립성을 보장하지만, 마케팅과 운영 부담이 크고 외부 컨설팅에 의존할 위험도 있다.
3. 공동 개원은 협업과 자원 분산, 재정 안정성 등 장점이 있지만, 자율성 제약과 내부 갈등 관리가 필요하다.
4. 두 개원의 방식에는 각자의 강점과 약점이 있으며, 결국 자신이 '무엇을 포기할 수 있는가'에 대한 성찰이 중요하다.

벤치마킹 적용 포인트

1. 자신의 성향 분석을 통해 단독 개원 vs 공동 개원 중 적합한 방향을 설정해 보자.
2. 단독 개원이라면 운영 효율화 기술과 정체성 있는 마케팅을 조기에 구축하자.
3. 공동 개원이라면 권한 분배 원칙과 내부 소통 구조를 미리 정해 두자.
4. 개원 형태를 결정할 때, '내가 절대 포기할 수 없는 것'이 무엇인지를 기준으로 삼자.
5. 어떤 선택이든 시장 변화에 유연하게 대응할 수 있는 전략적 사고가 필요하다.

memo

우리 병원에 적용해 보기

동거의 시작

모두가 더 행복해질 것이라는 기대감으로 결혼을 한다. 물론 동거를 선택하는 사람도 있다. 그렇지만 결혼과 달리 동거는 법적인 보호를 받을 수 없으며 서로에 대해 자칫 무책임해질 수 있고 사회적인 시선에서 결코 편할 수 없다는 점에서 '불편한 동거 vs 행복한 결혼'이라는 말은 아주 자연스럽게 들린다. 하지만 이제는 그 분위기가 많이 달라졌다. 오히려 '행복한 동거, 불편한 결혼'이 맞다는 젊은이들이 늘고 있으니 말이다. 한국보건사회연구원의 설문조사 결과 응답자의 46.1%가 동거에 긍정적인 답변을 보였고, 20대와 30대의 경우에는 55% 이상이 찬성했다. 이혼은 여전히 많고, 실제로 결혼이 불편해지고 동거를 더 편하게 생각하는 사람이 늘고 있다. 동거 계약서를 작성해서 결혼계약서를 작성하지 않는 결혼보다 오히려 더 합리적인 결합으로 보이기도 한다. 이런 현시대의 정서를 반영해 대부분의 유럽 국가는 법적으로 등록된 동거(registered partnership)나 사실혼(cohabitation)에 대해 결혼과 유사한 권리와 혜택을 제공한다. 하지만 유교적인 우리나라는 다른 사람의 시선과 비판에서 자유롭지 못한 정서, 합법적이지 않은 것에 대한 거부감 때문에 여전히 동거와 결혼을 구분하고 있다.

공동 개원은 결혼과도 비슷하고 동거와도 비슷하다.

결혼과 동거를 비교하자는 이야기는 아니다. 다만 공동 개원은 결혼과도 비슷하고 동거와도 비슷하다. 법적으로 서로 구속되고 책임감을 가져야 하는 것은 결혼과 비슷하고, 서로의 의견을 조율해 '공동 개원 계약서'를 작성하는 것은 동거 계약서를 작성하는 것과 비슷하다. 문제의 핵심은 계약을 통해 법적, 도의적으로 함께하는 사람이 생겼다는 것이다. 그리고 결혼 후 부모가 되어 자녀에 대한 책임이 따르는 것처럼, 개원은 환자에 대한 도의적 책임 대상이 생긴다. 이는 실제 아내나 남편과는 또 다른 의미의 책임을 져야 하는 생활이 시작된다는 의미다. 서로 하나가 되는 것이지만, 결혼과 마찬가지로 결별하고 나면 남이다.

서로 하나가 되는 것이지만, 결혼과 마찬가지로 결별하고 나면 남이다.

공동 개원 계약서 작성의 중요성을 강조하는 또 다른 이유는 각 파트너의 역할과 책임을 명확히 하기 위함이다. 예를 들어, 공동 개원 초기에 모든 것이 순조롭게 진행되더라도 시간이 지남에 따라 예상치 못한 문제가 발생할 수 있다. 의료 장비의 구입, 환자 관리, 직원 채용 등의 문제에서부터 경영 방식에 이르기까지 다양한 사안에서 갈등이 생길 수 있다. 이러한 갈등을 미리 예방하기 위해서라도 계약서에 구체적인 조항을 포함시키는 것이 필수적이다. 이는 동거 계약서가 두 사람이 생활하면서 발생할 수 있는 문제를 미리 예방하는 것과 유사하다.

이혼을 먼저 생각하는 결혼은 없지만 이혼은 많다

할리우드 배우들의 결혼을 들여다보면 간혹 특이한 것이 보인다. 바로 결혼할 때 이혼합의서를 미리 작성한다는 것이다. 실제로 이혼합의서가 잘 작성되지 않아서 결혼을 포기하게 되는 아이러니한 사례도 목격된다. 우리나라에서도 큰 자산가의 결혼에서는 이런 이혼합의서를 미리 작성하고 결혼하는 예가 종종 있다고 한다. 천문학적인 재산분할을 생각할 때, 이혼을 생각하지 않고 결혼을 계획할 수 없다는 것을 알 수 있다. 이혼 시 큰 재산에 대한 법적인 다툼이 뻔히 보이니 말이다.

이혼을 생각하지 않고 결혼을 계획할 수 없다는 것을 알 수 있다.

공동 개원 시의 계약서 작성이 해지를 목적으로 작성되는 것은 아니다. 하지만 이혼합의서와 같은 중요한 내용도 반드시 포함되어야 하는 이유는 자명하다. 깨질 것을 생각하고 공동 개원을 시작하는 사람은 없지만, 누구나 만나고 헤어지는 것은 시기만 다를 뿐이지 모두에게 정해진 운명이다.

또한 공동 개원 계약서에는 파트너 간의 갈등 해결 방법에 대한 조항도 포함되어야 한다. 예를 들어, 파트너 간에 의견 차이가 발생했을 때 이를 어떻게 해결할 것인지에 대한 구체적인 절차를 명시하는 것이다. 이는 마치 동거 계약서에 생활 방식이나 재정 관리에 대한 합의를 명시하는 것과 유사하다. 갈등이 발생했을 때 명확한 해결 방법이 있다면, 불필요한 감정 소모를 줄이고 원활한 운영을 지속할 수 있다.

진짜 배우자는 등장시키지 말아라

우리 병원은 원장들 부부 동반 모임을 하지 않는다. 어쩌다 친해진 사람끼리 개인적으로 만나는 것을 막을 수는 없지만, 공식적인 모임은 없다. 사실 초창기 공동 개원을 시작했을 때는 아주 이상적인 공동체를 구상했었다. 실제로 원장의 가족들 모두와 함께 여행도 하고 배우자끼리도 서로 친하게 지냈었다. 하지만 시간이 지나면서 잘못된 생각임을 알았다. 병원 안에서는 문제가 되지 않는 일이 병원 밖에서는 문제가 되었고, 병원 내부적으로 합의한 일에 배우자들은 불만을 드러냈다. 동거 계약서를 쓰고 동거를 시작한 곳에 진짜 배우자가 나타난다면 둘 중 하나 혹은 둘 다 깨지게 되어 있다. 실제로 배우자의 입김으로 공동 개원이 깨지는 것도 보았다. 그리고 이혼보다는 공동 개원이 깨지는 것이 맞지 않는가? 둘 모두를 지키기 위해 감출 것은 감추어라.

동거 계약서를 쓰고 동거를 시작한 곳에 진짜 배우자가 나타난다면 둘 중 하나 혹은 둘 다 깨지게 되어 있다.

기업의 공동 창업도 의사의 개원과 크게 다르지 않다. 초기에는 모든 것이 이상적이고 함께 일하는 즐거움으로 가득 차지만, 시간이 지나면서 서로의 역할과 책임이 명확히 구분되지 않으면 충돌이 발생하기 마련이다. 예를 들어, 애플의 공동 창업자인 스티브 잡스와 스티브 워즈니악도 초기에는 긴밀한 협력 관계를 유지했지만, 회사가 성장하면서 서로의 비전 차이로 인해 갈등을 겪기도 했다. 두 사람은 애플을 창업하면서 각자의 강점을 바탕으로 회사를 이끌어 갔다. 스티브 잡스는 마케팅과 디자인, 제품 기획에 탁월한 능력을 보였고, 스티브 워즈니악은 기술적 역량과 엔지니어링에서 뛰어난 재능을 발휘했다. 하지만 애플이 점차 성장하면서 두 사람의 비전 차이는 점점 더 부각되었다. 잡스는 회사의 혁신과 성장을 위해 과감한 결정을 내렸지만, 워즈니악은 기술적 완성도와 안정성을 중시했다. 이러한 차이로 인해 갈등이 발생했고, 결국 워즈니악은 애플을 떠나게 되었다. 이 사례는 공동 창업에서도 명확한 역할 분담과 상호 이해가 얼마나 중요한지를 보여준다.

공동 개원은 결혼과 동거의 특성을 모두 지니고 있는 새로운 형태의 파트너십이다. 서로의 전문성을 존중하고 함께 성장해 나가는 과정이며, 동시에 법적, 도의적 책임을 공유하는 관계다. 공동 개원을 앞두고 있거나 현재 공동 개원 중인 의사에게, 이러한 관점을 이해하고 적용하는 것은 성공적인 파트너십을 유지하는 데 큰 도움이 될 것이다. 서로의 차이를 이해하고 조율하는 과정을 통해 더욱 단단한 파트너십을 형성할 수 있을 것이다.

공동 개원은 결혼과 동거의 특성을 모두 지니고 있는 새로운 형태의 파트너십이다.

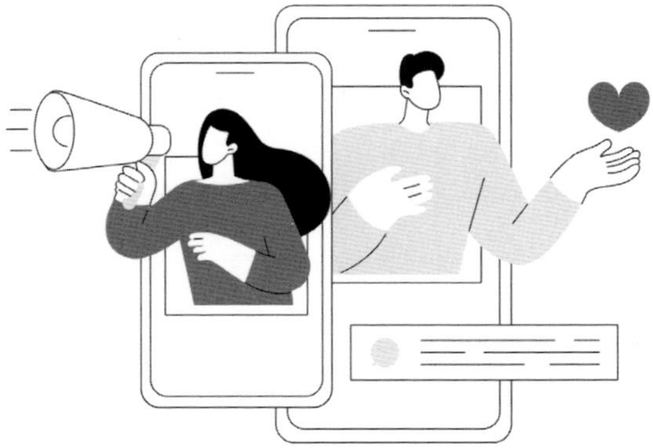

핵심 요약

1. 공동 개원은 결혼의 법적 책임성과 동거의 유연성을 동시에 요구하는 관계로, 그 복합성에 대한 인식이 필요하다.
2. 계약서 작성은 단순한 형식이 아니라, 예상치 못한 갈등과 해체를 예방하는 실질적인 장치이다.
3. 특히, 파트너의 배우자 등 외부인의 개입은 공동 개원의 균형을 깨뜨릴 수 있으므로 공식적으로 배제하는 규칙이 필요하다.
4. 기업의 공동 창업 사례처럼, 역할 분담과 상호 존중이 명확하지 않으면 이상적인 출발도 결별로 끝날 수 있다.
5. 공동 개원을 단지 '좋은 사람과 함께하는 일'로 가볍게 보기보다, 법적·도의적 책임을 지는 진지한 파트너십으로 바라봐야 한다.

벤치마킹 적용 포인트

1. 공동 개원을 결혼보다 더 신중하게 준비하자. 법적, 정서적, 도의적 책임이 복합적으로 얽혀 있기 때문이다.
2. 공동 개원 계약서에는 반드시 갈등 해결 절차와 해지 조건을 명문화하자. 감정보다 구조가 먼저다.
3. 파트너 외 배우자나 가족의 병원 운영 개입을 사전에 차단하는 규칙을 만들자. 공동 개원의 순수성을 지켜야 한다.
4. 역할, 비전, 책임을 명확히 구분하고 함께 일할 수 있는 사람인지를 인간적으로 검증하자.
5. 공동 개원은 '함께 시작'보다 '어떻게 지속할 것인지'가 핵심이다. 끝을 생각하며 시작하자.

우리 병원에 적용해 보기

memo

둔감력

와타나베 준이치의 저서 "나는 둔감하게 살기로 했다"에는 '둔감력'에 대한 이야기가 나온다. 둔감하다는 것은 자칫 무책임하고 무관심하다는 것으로 오해될 수 있지만 여기에서 둔감력은 지나치게 자극적인 현세대가 예민함에 휩쓸려 살아가지 않도록 도와주는 의미의 둔감력이다. 그중에 결혼 생활에 대한 장을 보면 부부 사이에 문제가 생기는 가장 큰 이유는 좁은 집에서 두 사람이 함께 살기 때문이라고 한다. 말하자면 마치 현미경 들여다보듯이 서로를 보게 되어 예민해진다는 것이다. 책에서는 원만한 결혼 생활을 유지하기 위해서는 어떤 일에 지나치게 예민해지면 안 되고 좀 더 느긋해져야 한다고 한다.

지나치게 예민한 성격의 사람 중에 의부증, 의처증이 많다고 한다. 무책임하고 무관심한 것이 아닌 적당하고 알맞은 정도의 둔감함이 필요하다. 마찬가지로 공동 개원 파트너에게 지나치게 예민해진다면 결국 의심하게 되고 불신하게 되어 깨지고 말 것이다. 때론 둔감함이 힘이다. 물론 지나치게 둔감하면 안 되고 때로는 예민해야 할 때도 있다. 공동 개원에서 필요한 부분을 점검해 보자.

공동 개원 파트너에게 지나치게 예민해진다면 결국 의심하게 되고 불신하게 되어 깨지고 말 것이다.

때론 둔감함이 힘이다.

공동 개원에서 둔감해야 할 부분

공동 개원에서는 파트너가 업무 중에 사소하게 실수할 수 있다. 이러한 실수에 대해 지나치게 예민하게 반응하면 갈등이 생기기 쉽다. 예를 들어, 장비나 재료, 직원 관리 등에서 작은 실수가 발생했을 때, 이를 크게 문제 삼기보다는 둔감하게 넘기는 것이 중요하다. 이러한 태도는 파트너 간의 신뢰를 쌓고 긍정적인 업무 환경을 조성하는 데 도움이 된다.

파트너와의 성격 차이는 피할 수 없는 부분이다. 성격 차이로 인해 발생하는 작은 갈등이나 불편함에 둔감할 필요가 있다. 서로의 차이를 인정하고, 개인적인 성격 차이로 인해 발생하는 문제를 크게 확대하지 않는 태도가 중요하다. 이는 파트너십을 유지하고 협력적인 관계를 지속하는 데 필수적이다.

공동 개원에서는 파트너 간의 성격 차이에 둔감할 필요가 있다.

둔감력은 파트너십을 오래 유지하기 위한 일종의 감정 관리 기술이다.

각 파트너는 자신의 방식대로 업무를 처리할 수 있다. 이러한 업무수행 방식의 차이에 둔감하게 대처하는 것이 필요하다. 서로의 업무수행 방식을 존중하고 그 차이를 인정하는 태도가 중요하다. 이는 협력적인 업무 환경을 조성하고 파트너 간의 불필요한 갈등을 예방하는 데 도움이 된다.

공동 개원에서 민감해야 할 부분

환자의 치료와 안전에 대해서는 매우 민감해야 한다. 이는 공동 개원의 가장 중요한 목표 중 하나이다. 환자의 치료 과정에서 발생할 수 있는 작은 문제나 징후에도 민감하게 반응하고, 신속하게 대처하는 것이 필요하다. 이는 환자의 신뢰를 얻고 병원의

환자의 치료와 안전에 대해서는 매우 민감해야 한다.

평판을 유지하는 데 필수적이다.

공동 개원에서는 재정 관리와 관련된 부분에서도 민감해야 한다. 재정적인 투명성과 정직성은 파트너 간의 신뢰를 유지하는 데 중요하다. 각종 비용과 수익을 명확하게 기록하고 파트너 간에 투명하게 공유하는 태도가 필요하다. 이는 잠재적인 갈등을 예방하고, 공정한 업무 환경을 조성하는 데 도움이 된다. 물론 경제적으로 회색지대가 필요하기는 하다. 지나치게 비용에 민감해지면 서로의 신뢰에 금이 갈 수도 있다. 우리 병원은 일정 금액의 한도를 정하고 그 이하의 금액에 대해서는 자율적으로 파트너의 동의를 구하지 않고 처리하고 사후 보고하는 방식을 취하고 있다.

법적 및 윤리적 문제에 대해서도 민감해야 한다. 이는 병원의 운영에 있어서 매우 중요한 부분이다. 법적 규정을 준수하고 윤리적인 기준을 지키는 것은 병원의 신뢰성과 존속을 위해 필수적이다. 이는 파트너 간의 신뢰를 강화하고, 병원의 평판을 유지하는 데 도움이 된다. 우리 병원은 위임진료, 과잉진료 등에 대해서는 서로 엄격한 잣대를 가지고 관리한다.

둔감력의 실천 방법

둔감력을 실천하는 데 있어 중요한 요소 중 하나는 효과적인 의사소통이다. 파트너 간의 정기적인 회의와 열린 대화를 통해 서로의 의견을 존중하고 이해하는 태도가 필요하다. 이는 오해를 줄이고 협력적인 관계를 유지하는 데 도움이 된다.

명확한 역할 분담은 둔감력을 실천하는 데 큰 도움이 된다. 각자의 역할과 책임을 명확히 정하고, 서로의 업무에 지나치게 간섭하지 않는 것이 중요하다. 이는 각자의 업무 효율성을 높이고 불필요한 갈등을 예방하는 데 도움이 된다. 공동 개원에 있어서 서로의 장단점을 잘 파악하고 서로의 강점을 살려서 업무 분담을 하게 되면 자연적으로 지나친 간섭이 없어지고 효율성, 신뢰가 쌓이게 된다.

둔감력을 유지하기 위해서는 개인적인 스트레스 관리도 중요하다. 명상, 운동, 취미 활동 등을 통해 개인적인 스트레스를 효과적으로 관리하고, 업무에서 발생하는 긴장감을 해소하는 것이 필요하다. 이는 전반적인 정신적 안정과 업무 효율성을 높이는 데 도움이 된다.

파트너 간의 신뢰를 구축하는 것도 중요한 실천 방법이다. 신뢰는 둔감력을 유지하는 데 필수적이다. 서로에 대한 신뢰가 있다면, 사소한 문제에 둔감하게 대처하기가 더 쉬워진다. 신뢰를 쌓기 위해서는 정직하고 투명한 태도가 필요하다.

이처럼 공동 개원에서 둔감력은 매우 중요한 덕목이다. 사소한 실수나 성격 차이, 업무수행 방식의 차이에 둔감해지면서도 환자의 치료와 재정 관리, 법적 및 윤리적 문제 등 중요한 부분에 민감하게 반응하는 균형 잡힌 태도가 필요하다. 효과적인 의사소통, 명확한 역할 분담, 스트레스 관리 그리고 신뢰 구축을 통해 이러한 둔감력을 실천할 수 있다. 이는 파트너 간의 신뢰를 강화하고, 성공적인 공동 개원을 이루는 데 중요한 역할을 할 것이다.

핵심 요약

1. '둔감력'은 공동 개원의 안정적 관계 유지를 위한 정서적 기술로, 무책임함이 아니라 필요할 때 선을 긋는 능력을 말한다.
2. 공동 개원 파트너와의 사소한 실수, 성격 차이, 업무 방식의 다름 등에는 의도적으로 둔감해질 필요가 있다.
3. 반면 환자안전, 재정 관리, 법·윤리 문제에 대해서는 예민하고 민감하게 접근해야 병원의 신뢰가 유지된다.
4. 정기적인 소통, 역할 분담, 신뢰 형성, 스트레스 관리는 둔감력을 실천하는 핵심 도구이다.
5. 둔감력은 감정적 피로를 줄이고 장기적 파트너십을 유지하는 완충 장치 역할을 한다.

벤치마킹 적용 포인트

1. 공동 개원 파트너에게 너무 예민하지 않도록 감정의 간격을 확보하자.
2. 환자안전, 재무, 윤리적 문제에는 민감하게, 사소한 차이나 실수에는 관대해지는 균형 감각을 훈련하자.
3. 병원 내 재정 사용 규칙에 일정 한도를 두고 자율성을 부여하는 구조를 도입하면 신뢰와 효율이 함께 생긴다.
4. 서로의 성격과 업무 스타일을 인정하고, 역할 분담을 장점 중심으로 설계하자.
5. 정기적 회의, 스트레스 관리, 열린 피드백 문화를 병원에 내재화하자.

memo

우리 병원에 적용해 보기

파트너 선택

김 원장의 고등학교 시절, 영어 회화 시간에 다양한 주제로 원어민 선생님과 대화를 나누는 시간이 있었다. 돌아가면서 개인 스피치를 할 때, 김 원장이 선택한 주제 중 하나가 '결혼의 조건'이었다. 알파벳 순서대로 결혼 상대를 선택할 때 고려해야 할 조건을 나열하며 발표했다. 예를 들어, Age(나이), Beauty(외모), Character(성격), Degree(학력), Economy(경제력), Family(가족), Growing-up(성장 배경), Health(건강) 등이었다. 당시 영어 회화에 서툴렀던 김 원장이 이 주제로 발표했을 때, 올드미스 원어민 선생님을 포함해 반 친구 모두가 초롱초롱한 눈빛으로 주목하던 기억이 난다고 한다. 그만큼 누구와 인생을 함께할지에 대한 고민은 흥미로우면서도 어려운 주제이다.

공동 개원에 대해서도 비슷한 이야기를 할 수 있다. 파트너를 선택할 때 고려해야 할 기준이 다양하게 제시된다. 친한 사람과 함께하라는 조언도 있고, 반대로 친한 사람은 피하라는 의견도 있다. 소통이 잘 되는 사람이 중요하다는 의견이 있는가 하면, 소통보다는 개인의 능력이 더 중요하다는 반대 의견도 존재한다. 이렇게 파트너 선택에 있어 상반된 조언이 많은 이유는 사람과 사람 사이의 인연이 그만큼 다양하고 복잡하기 때문이다. 결혼과 마찬가지로 공동 개원에서도 많은 조건을 고려하더라도 결국에는 자신이 직감적으로 선택하게 될지도 모른다. 하지만 그럼에도 불구하고 몇 가지 중요한 사항은 꼭 체크해 봐야 한다. 수많은 기준 중에서 우리가 강조하고 싶은 세 가지는 'ABC'로 요약할 수 있다.

결혼의 조건처럼, 공동 개원도 조건을 꼼꼼히 따져야 한다.

공동 개원 파트너 선택 체크리스트 ABC

① Asset (파트너의 자산)

② Business Core (비즈니스 역량)

③ Connections (인간관계)

공동 개원의 핵심 체크리스트는 Asset, Business Core, Connections — ABC다.

1. Asset (자산)

동업의 형태는 매우 다양하지만, 그중에서도 자본과 능력(또는 아이템)이 결합하는 동업은 특히 고수익, 고위험이 따르는 경우가 많다. 누군가는 자본을 대고 다른 누군가는 능력이나 아이디어를 제공하는 형태의 동업은 리스크가 크지만, 성공했을 때 얻을 수 있는 보상도 크다. 예를 들어, 돈은 있지만 실행할 아이디어가 없는 사람과 아이디어는 있지만 자본이 부족한 사람이 함께할 때, 윈-윈 할 수 있는 결합이 될 수 있다.

의료 분야에서도 이런 형태의 동업이 늘어날 가능성이 있다. 이미 많은 병원이 자본과 능력의 결합으로 운영되고 있으며, 이로 인해 자본가와 의사의 파트너십이 더욱 빈번해질 수 있다. 현재 '사무장 병원'이 증가하는 것도 이런 이유다. 이처럼 개원가는 개인사업자로서 매출을 극대화시키는 영리 목적이 뚜렷한 형태로 점점 변화하고 있다. 비영리법인으로 운영되는 병원급과는 분명 다르다.

대한민국 영리 병원 도입

대한민국의 의료기관 대부분은 비영리법인으로 운영되며, 이들 병원의 법적 목적은 '환자 진료'이다. 진료로 인한 수익은 병원에 재투자되어야 하며, 모든 병원은 건강보험 의무적용을 받는다. 그러나 제주도와 경제자유구역에서는 투자자의 이윤을 목적으로 하는 영리 병원의 설립이 허용되고 있다. 영리 병원은 주주로부터 투자를 받아 설립되며, 수익이 발생하면 이를 투자자에게 배당할 수 있다. 또한 건강보험 수가 적용을 받지 않아 의료비를 자유롭게 책정할 수 있어 기존 비영리 병원과는 운영 방식이 크게 다르다.

이와 더불어, 비영리법인 병원이 외부 투자를 받아 영리 자회사를 설립하는 것도 허용되었다. 이를 통해 병원은 의료기기 구매, 의료관광, 의약품 및 화장품 개발 등의 영리활동을 할 수 있다. 정부는 이를 통해 병원의 경영 여건을 개선하고 수익 기반을 확충할 수 있을 것으로 기대하고 있다.

그러나 이러한 변화에 대한 우려도 크다. 영리 병원과 영리 자회사의 설립이 의료비 상승과 의료의 상업화를 촉진할 수 있으며, 공공 의료서비스가 취약한 우리나라의 구조에서는 영리 병원에 대해 쉽게 논의하기 어렵다. OECD 국가의 평균 국공립 병원 비율이 75%인 반면, 우리나라의 공공 병원 비율은 5%에 불과하기 때문이다. 이러한 상황에서 병원의 영리화는 공적 의료체계의 기반이 흔들릴 수 있다는 점이 주요한 걱정거리이다. 경제자유구역 내 영리 병원의 확대가 의료 양극화를 심화시킬 수 있다는 지적도 있다. 이러한 배경에서 영리 병원의 도입은 정부와 시민사회 간에 첨예한 논쟁을 불러일으키고 있다.

혼자가 아닌 다수의 의사가 일하고 있는 병원이라고 해서 모두 공동 개원인 것은 아니다. 오히려 의사가 많은 병원 대부분이 개인의 병원이고, 나머지 의사들은 모두 월급을 받는 봉직의인 경우가 많다. 따라서 의사가 다수인 병원이 많음에도 불구하고, 공동 개원의 수가 적은 이유다. 공동 개원은 2인 이상의 의사가 자본을 투자하여 지분을 공유하는 경우를 말한다. 현재 가장 흔한 공동 개원의 형태는 각자 일정 비율의 자본을 투자하여 그 지분에 따라 인센티브를 받는 방식이다. 이러한 방식은 자신의 자산에 맞는 합리적인 방식이지만, 지분의 차이가 지나치게 크다면 공동 개원의 리스크가 커진다.

결혼의 조건을 따질 때 양가의 경제력 차이가 클 경우 집안 내·외적으로 불편함이나 문제가 생기는 것처럼, 공동 개원에서도 파트너 간의 자산 차이가 크다면 긴밀한 협력 관계를 유지하는 데 어려움이 따를 수 있다. 예를 들어, 내가 가진 자산이 5억 원이고 그중 대부분을 개원에 투자하는 상황과, 50억 원의 자산을 가진 파트너가 동일하게 5억 원을 투자하는 상황은 매우 다르다. 나는 나의 모든 것을 걸었지만, 상대방은 그만큼 절실하지 않을 수 있다. 인센티브 제도를 통해 이러한 차이를 극복할 수 있을

자산의 절실함 정도가 다르면 협력의 온도도 달라진다.

까? 나는 죽어라 하고 환자를 케어하고 직원 관리, 병원 경영에 신경 쓰면서 인센티브를 좀 더 가지고 가도 상대는 쉬면서 훨씬 더 여유롭고 안위한 삶을 살 것이다. 그게 아무렇지도 않다면 파트너와의 관계는 유지될 수 있겠지만, 그렇지 않다면 갈등의 씨앗이 될 가능성이 크다.

이처럼 공동 개원은 결혼과 비슷한 점이 많다. 여러 조건을 신중히 따져야 하며, 특히 파트너 간의 자산 차이가 큰 경우에는 더욱 주의해야 한다. 이를 잘 고려하지 않고 시작한 공동 개원은 갈등과 불만으로 이어질 수 있으며, 결국 파트너십이 깨질 위험이 있다. 따라서 파트너를 선택할 때는 자산 차이에 대한 것도 반드시 고려해야 한다.

2. Business Core (비즈니스 역량)

동업의 핵심은 분업과 협업이다. 치과 공동 개원의 경우 이는 진료의 전문화와 협진의 의미로 해석될 수 있다. 서로 다른 전문분야의 치과 의사가 협력하는 것은 매우 이상적으로 보인다. 예를 들어, 구강외과와 보철과 또는 교정과와 보철과 같은 조합이 그렇다. 이러한 조합으로 공동 개원을 한 지인이 있었고, 잘 유지된 사례도 있었다. 그러나 안타깝게도 많은 공동 개원이 오래가지 못하는 경우가 많았다.

전공이 다른 전문가와 협력하는 것은 매우 매력적인 아이디어다. 내가 부족한 분야를 보완해 줄 수 있기 때문이다. 그러나 전공이 다르다고 해서 그 파트너가 해당 분야의 진정한 전문가일 것이라는 가정은 위험하다. 공동 개원의 실패 사례를 보면, 대부분 파트너의 핵심역량을 정확히 파악하지 못한 데서 문제가 발생한다.

이 원칙은 다른 사업에도 적용된다. 예를 들어, 레스토랑을 공동으로 운영할 경우 한 사람이 요리와 메뉴 개발에 뛰어난 역량을 갖추고 있다고 해서 그가 반드시 레스토랑 운영 전반에 성공적인 파트너가 될 것이라는 보장은 없다. 재무 관리나 직원 관리 같은 다른 중요한 요소를 소홀히 하면 사업은 무너지기 쉽다. 실제로 한 유명 셰프가 뛰어난 요리 실력을 바탕으로 레스토랑을 열었지만, 사업 운영 경험이 부족한 파트너와 동업하면서 재정 문제로 문을 닫은 사례가 있었다.

파트너의 전공이 다른 것보다, 역량을 얼마나 정확히 아는지가 중요하다.

우리의 경우 같은 전공을 한 사람끼리 공동 개원을 시작했다. 주변에서는 왜 굳이 같은 전공을 한 사람과 파트너십을 맺느냐며 의아해했다. 이유는 단순했다. 다른 전공 전문의의 실력을 객관적으로 평가하기가 쉽지 않았기 때문이다. 반면, 같은 수련 과정을 거친 우리는 서로의 핵심역량을 정확히 알고 있었고, 그 점이 매우 중요했다. 우리가 부족한 다른 전문 분야의 경우 일정 기간 봉직의로 고용해 그들의 역량을 충분히 파악한 후, 신뢰가 쌓이면 파트너로 영입했다.

이처럼 파트너의 역량을 제대로 파악하지 못한 채 주변의 말이나 분위기에 휩쓸려 공동 개원을 시작하는 것은 큰 리스크를 초래할 수 있다. 상대방의 비즈니스 역량을 명확히 이해하지 못한 상황에서 동업을 시작한다면, 실패할 가능성이 훨씬 커진다. 성공적인 공동 개원을 위해서는 파트너의 역량에 대한 철저한 검토와 이해가 필수적이다.

결국, 공동 개원의 성공 여부는 파트너의 비즈니스와 진료 역량을 얼마나 깊이 이해하고 있는지에 달려 있다.

3. Connections (인간관계)

공동 개원의 파트너를 선택할 때 또 하나 중요한 요소는 파트너가 '나의 또 다른 날개'라는 점을 기억하는 것이다. 내가 아무리 강한 날개를 가지고 있어도, 한쪽 날개가 약하거나 부실하다면 날아오르기 어렵다. 마찬가지로, 내 성공을 뒷받침해 주는 것은 나의 주변 사람이다. 부모, 가족, 직원 그리고 지인이 나의 날개에 힘을 실어 주는 존재이다. 이 원칙은 파트너에게도 똑같이 적용된다.

아무리 유능해 보이는 파트너라 해도 그가 주변으로부터 얼마나 지지를 받는지, 그의 네트워크가 얼마나 탄탄한지 살펴보는 것이 중요하다. 이는 마치 결혼할 때 상대방의 가족과 친구를 알아야 그 사람을 더 깊이 이해할 수 있는 것과 같다. 공동 개원에서 파트너의 인적 네트워크가 얼마나 넓고 탄탄한지, 그 네트워크가 파트너의 비즈니스에 어떤 영향을 미치는지 파악하는 것은 중요한 평가 요소다.

이 원칙은 다른 산업에서도 마찬가지다. 예를 들어, 기술 스타트업을 창업할 때 파트너가 뛰어난 개발 능력을 가지고 있다고 해서 그가 좋은 파트너가 된다는 보장은 없다. 그 파트너의 인맥이나 협력 네트워크가 얼마나 넓고 신뢰할 만한지 파악해야 한다. 실제로 한 스타트업 창업가는 기술적으로 유능한 파트너와 함께 회사를 세웠지만, 그 파트너의 네트워크가 제한적이어서 투자를 받지 못해 어려움을 겪은 사례가 있다. 결국, 파트너의 기술력뿐만 아니라 그 주변 네트워크의 역할이 사업 성공에 큰 영향을 미친다.

파트너의 가족, 친구, 지인의 직업적 배경이나 사회적 성향, 심지어 종교적 또는 정치적 성향까지도 파악해 두는 것이 좋다. 이러한 요소는 예상치 못한 갈등의 씨앗이 될 수 있다. 실제로 정치적 성향이나 종교적 차이로 인해 공동 개원이 실패한 사례도 있다. 그 원인은 파트너의 주변 사람들로부터 비롯된 경우가 많았다.

이처럼 파트너의 인적 네트워크에 관심을 가지면, 공동 개원이 단순히 두 사람의 결합이 아니라 그들의 인맥과 가치관까지 포함하는 더 큰 규모의 결합이라는 사실을 깨닫게 된다.

공동 개원은 한 사람의 인맥이 아니라, 그 사람의 세계 전체가 함께 들어온다.

따라서 파트너의 주변 사람에 대한 관심은 단순한 부가적인 일이 아니다. 파트너의 네트워크와 그들의 영향력을 제대로 이해할 때, 더 안전하고 장기적으로 성공할 수 있는 동업 관계를 구축할 수 있다.

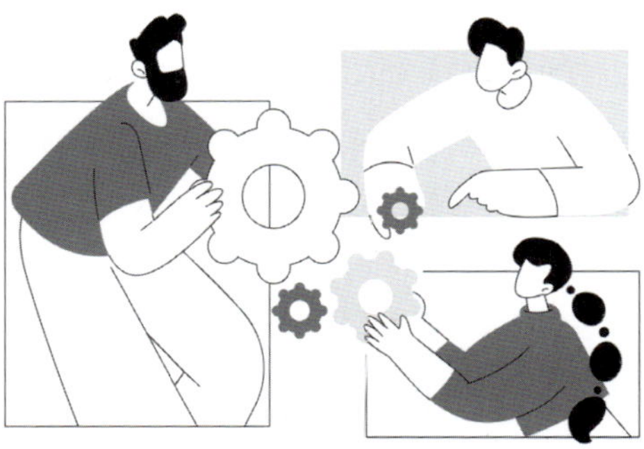

핵심 요약

1. 파트너 선택은 결혼처럼 많은 조건을 고려해야 하는 중대한 결정이다. 아무리 친하거나 전공이 다르더라도 그 자체만으로는 성공의 보장이 되지 않는다.
2. 공동 개원 파트너 선택의 핵심 기준은 ABC로 요약된다.
   Asset: 파트너의 자산 규모와 개원 투자 비율의 균형
   Business Core: 실질적인 진료 및 운영 역량
   Connections: 파트너의 인맥과 사회적 영향력
3. 특히 자산의 절실함이 다르면 동기 수준이 달라질 수 있으며, 이는 장기적으로 갈등의 씨앗이 될 수 있다.
4. 전공이 다른 파트너보다는 실력을 정확히 평가할 수 있는 파트너와의 협업이 더 안정적일 수 있다.
5. 한 사람과의 동업은 그 사람의 인맥, 가치관, 사회적 배경까지 함께 들어오는 것임을 이해해야 한다.

벤치마킹 적용 포인트

1. 파트너의 투자 자산 규모만이 아니라 절실함의 정도를 따져보자.
2. 같은 5억을 투자해도 누군가에게는 전 재산이고, 누군가에게는 여유 자금일 수 있다.
3. 전공이 다른 파트너와의 협업은 이상적이지만, 실력 검증 없는 파트너십은 리스크가 크다.
4. 일정 기간 봉직의 고용 후 파트너 영입 방식이 대안이 될 수 있다.
5. 파트너의 사회적 네트워크(부모, 배우자, 친구)의 영향력까지도 함께 고려하자.
6. 예상치 못한 갈등은 종종 그 '사람'이 아니라 '그의 세계'에서 발생한다.
7. 파트너의 정치·종교·사회적 성향까지도 간접적으로 파악해 두는 것이 필요하다.
8. 서로를 불편하게 만들 요소는 미리 감지하고 대응 방안을 생각해 두자.
9. 단순한 '합이 잘 맞는 사람'보다, 역할 분담이 명확하고 상호 존중이 가능한 사람이 좋은 파트너다.

memo

우리 병원에 적용해 보기

암묵지(暗默知)와 공동 개원

자전거 타기를 설명하는 것은 쉽지 않다. 몸으로 익힌 기술은 말로 전하기 어렵기 때문이다.

암묵지는 글로 전달되지 않는, 경험을 통해 체득된 지식이다.

아이에게 자전거 타는 법을 가르쳐 준 적이 있다면, 아마 그 어려움에 공감할 것이다. 그것은 몸으로 익힌 기술을 말로 설명하는 것이 생각보다 어렵다는 점이다. 자전거 타기는 한번 배우면 오랜 시간이 지나도 몸이 기억해 자연스럽게 재현할 수 있지만, 그 기술을 다른 사람에게 명확히 설명하기는 결코 쉽지 않다. 왜 그럴까? 바로 이러한 경험이 암묵적 지식의 대표적인 사례이기 때문이다. 암묵지는 체험을 통해 몸에 축적된 지식으로, 말이나 글로 쉽게 전달할 수 없는 성질을 가지고 있다.

헝가리 출신 철학자 마이클 폴라니는 이러한 지식을 '암묵지(tacit knowledge)'라고 부르며, 우리가 알고 있는 것 중 많은 부분이 언어나 논리적인 형식으로 명확하게 설명될 수 없음을 지적했다. 반대로, 설명 가능하고 문서화된 지식은 '명시적 지식(explicit knowledge)' 또는 '형식 지식'이라고 한다. 자전거 타는 법을 글로 명시적으로 설명할 수 있겠지만, 실제로 자전거를 타는 과정에서 신체는 자동으로 복잡한 균형과 동작을 조절한다. 이러한 조절 과정은 경험을 통해 암묵적으로 학습된 것으로, 말로는 모두 전달하기 어렵다. 결국, 암묵지는 그 경험을 해 본 사람만이 온전히 이해할 수 있는 '그 무엇'이다.

이처럼 암묵지는 우리가 일상에서 자주 경험하지만 쉽게 인식하지 못하는 경우가 많다. 최근 넷플릭스에서 방영 중인 인기 요리 서바이벌 프로그램 "흑백요리사: 요리 계급 전쟁"을 보면, 암묵지의 개념을 더 분명하게 이해할 수 있다. 이 프로그램에서는 '흑수저'라 불리는 덜 알려진 요리사들이 '백수저'라 불리는 최고의 요리사들과 경쟁한다. 여기서 흑수저 요리사들은 그들만의 독특한 경험과 감각을 통해 요리를 만들어 내는데, 이는 단순히 레시피로 설명될 수 없는 감각적 지식이다.

예를 들어, 우승자 권성준 셰프는 자신을 표현하는 요리를 만들면서 증조할머니로부터 배운 전통 게국지 맛을 파스타에 녹여냈다. 그가 요리를 만드는 과정에서 사용한 미세한 기술과 도구의 조정, 재료의 특성을 활용하는 방식은 오랜 경험을 통해 체득된 암묵지의 결과다. 이런 경험은 단순히 요리책을 읽거나 수업을 듣는 것만으로는 배울 수 없는 부분이다. 이와 같은 미묘한 차이가 암묵지의 핵심을 보여주며, 이런 감각적 요소는 화면을 통해서는 온전히 전달될 수 없는 부분이다. '흑백요리사' 속 요리사들이 각자의 경험을 통해 쌓아온 암묵적 지식은 그들만의 특별한 요리를 만들어 내는 원천이 된다.

직업과 암묵지

암묵지의 중요성은 직업 세계에서도 두드러진다. 많은 사람이 동경하는 직업, 예를 들어 연예인, 펀드매니저, 프로그래머, 방송국 PD, 의사, 변호사, 유튜버 등의 실제 종사자들은 흔히 '보기보다 훨씬 힘들어요. 절대 하지 마세요!'라고 말한다. 왜 이런 반응이 나올까? 바로 그들이 경험을 통해 얻은 암묵지를 미처 알지 못했기 때문이다.

이와 같은 예는 단순한 직업의 난이도에 국한되지 않는다. 의료 분야에서 암묵지는 더 복잡하게 작용한다. 예를 들어, 수술실에서 외과의가 어떻게 칼을 쥐고 피부를 절개하는지, 손의 미세한 떨림 없이 정확하게 수술 도구를 다루는지 설명하는 것은 매우 어렵다. 이 과정에서 외과의는 수없이 반복된 경험을 통해 익힌 암묵적 지식을 활용한다. 글이나 영상으로 이 과정을 설명한다고 해서 누군가가 단번에 이를 습득할 수 있는 것은 아니다. 결국, 외과의로서 성공하기 위해서는 단순히 책에서 배운 명시적 지식뿐만 아니라, 현장에서 축적된 암묵지 역시 필수적이다.

이처럼 직업을 꿈꾸는 사람과 그 직업에 종사하는 사람 간의 인식 차이는 대부분 이런 암묵지에서 비롯된다. 겉으로 보이는 것과는 달리, 그 직업에 대한 암묵적인 어려움이나 보람은 직접 경험해 보지 않으면 이해하기 어렵다. 한때 중국 시장에 진출한 수많은 기업이나 개인이 막대한 성공을 기대했지만, 결국 눈물의 야반도주로 돌아온 사례가 많다. 이들 역시 암묵지를 제대로 이해하지 못한 채 섣불리 뛰어든 경우다. 아무리 철저한 준비와 시스템을 갖추고 있어도 그 나라나 문화에 대한 암묵적인 지식을 파악하지 못하면 성공하기 힘든 이유다.

공동 개원의 암묵지

공동 개원에서도 암묵지는 중요한 요소다. 많은 사람이 공동 개원에 대해 가지고 있는 막연한 기대감과 동경은 현실과 상당히 다르다. '개인 시간이 많아질 것이다', '다른 원장이 있으니 병원을 비워도 괜찮을 것이다', '내가 하고 싶은 진료만 집중할 수 있겠다', '병원이 커지니 매출이 올라 좋을 것이다', '휴가도 길게 갈 수 있겠다' 등 여러 긍정적인 상상을 하게 된다.

그러나 공동 개원에서의 암묵적인 문제는 단순히 시스템이나 장비로 해결할 수 없는 경우가 많다. 동료 원장 간의 관계, 직원과의 협력, 진료 철학의 차이, 책임의 분배 등은 명시적으로 규정하기 어려운 복잡한 인간관계 속에서 발생한다. 가령, 진료 방식에 대한 철학적 차이가 있거나, 휴가나 병원 운영에 대한 원장 간의 의견 차이가 갈등의 원인이 될 수 있다. 이러한 문제는 명시적인 계약서나 규정만으로 해결되지 않으며, 암묵적인 합의와 상호 신뢰가 중요한 역할을 한다.

공동 개원의 현실은 시스템보다 사람 사이의 암묵지에서 결정된다.

명시적인 계약만으로는 갈등을 막을 수 없다. 신뢰와 소통이 누적되어야 한다.

이렇듯 공동 개원은 다양한 형태의 암묵지에 의해 운영된다. 이러한 암묵지는 병원의 분위기, 환자와의 관계, 진료 철학의 공유 방식 등에 큰 영향을 미친다. 따라서 성공적인 공동 개원을 위해서는 이 암묵지를 잘 관리할 수 있는 시스템을 구축하는 것이 필수적이다. 예를 들어, 초기부터 명확한 의사소통 방식을 설정하고, 서로의 역할과 책임을 명확히 규정하며, 갈등 상황에 대비한 중재 방안을 마련하는 것이 필요하다. 또한 규정만으로 해결되지 않는 부분은 주기적인 소통과 피드백을 통해 암묵지의 누

병원의 문화와 분위기까지도 암묵지로 관리돼야 한다.

적을 관리해야 한다.

암묵지의 관리는 단순히 문제를 해결하기 위한 것이 아니라, 병원의 장기적인 성공을 위한 중요한 요소다. 사람 사이의 문제는 명시적으로 모두 설명하거나 규정할 수 없지만, 이런 문제를 최소화하기 위해서는 지속적인 소통과 상호 이해가 필수적이며, 시스템적으로도 이를 지원하는 구조를 마련해야 한다.

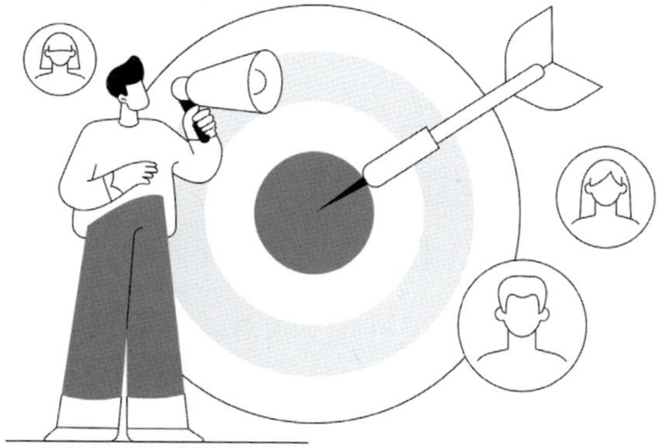

핵심 요약

1. 암묵지란 말이나 글로 설명하기 어려운, 체험을 통해 축적된 지식을 말한다. 자전거 타기, 수술 손놀림, 요리사의 감각 등이 대표적인 예다.
2. 직업의 세계, 특히 의료 현장에서는 암묵지가 성패를 좌우하는 주요 요소로 작용한다. 명시적 지식(교과서)은 기초일 뿐, 진짜 실력은 현장에서의 반복과 감각에서 온다.
3. 공동 개원은 명확한 규칙만으로 운영되지 않는다. 원장 간의 신뢰, 암묵적인 역할 분담, 진료 철학의 공유 같은 요소가 중요한데, 이는 시스템으로 통제되기 어렵고 시간이 누적되며 형성되는 암묵지에 가깝다.
4. 특히 직원과의 관계, 휴가 분배, 환자 응대 방식, 진료 스타일 등은 계약서로 해결되지 않는 미묘한 문제이다.
5. 성공적인 공동 개원을 위해서는 암묵지를 체계적으로 관리하고 누적할 수 있는 구조와 문화가 필요하다.

벤치마킹 적용 포인트

1. 공동 개원 초기에 명시적 규칙뿐 아니라 '경험 공유' 시스템도 함께 설계하자. (예: 주 1회 원장 간 티타임, 월 1회 케이스 리뷰 미팅 등)
2. 직원 교육에도 암묵지를 녹여라. 매뉴얼에 없는 '우리 병원만의 방식'을 전수하는 구술 문화, 섀도잉(직무 따라 배우기), 내러티브 공유 등이 필요하다.
3. 원장 간 감정 관리, 협업 흐름도 경험이 쌓여야 익숙해진다. 초반 갈등은 '암묵지를 만드는 과정'임을 서로 이해하고, 신뢰 기반의 대화 문화를 만든다. 명시적인 계약서는 필수지만, 그것이 전부가 아님을 인정하자.
4. '어떻게' 일하는지를 문화로 만드는 노력이 중요하다.
5. 암묵지의 차이를 감지하기 위한 '심층 질문'을 파트너 선택 전·후에 해보자. (예: '환자가 대기하는 시간에 대해 어떻게 생각하나요?', '직원과의 갈등이 생기면 어떻게 해결하시나요?')

memo

우리 병원에 적용해 보기

정반합(正反合)

공동 개원 파트너십에 대한 통계를 보면 약 85%가 대학 선후배, 친인척 등 기존의 신뢰 관계가 있는 사람과 이루어진다. 이는 생면부지인 사람보다 신뢰를 바탕으로 시작할 수 있는 익숙한 관계가 더 안정적이라고 믿기 때문이다. 그러나 역설적이게도, 잘 아는 사람과의 동업이 반드시 '좋은' 파트너십으로 이어지지는 않는다.

잘 아는 사람과의 동업이 반드시 '좋은' 파트너십으로 이어지지는 않는다.

익숙함의 함정

아는 사람과의 공동 개원은 초기 단계에서 많은 장점을 제공한다. 서로의 성격과 업무 스타일을 이미 알고 있으므로 빠른 의사결정과 업무 분담이 가능하다. 그러나 이러한 익숙함이 오히려 갈등의 씨앗이 될 수 있다.

사업에서 필요한 어려운 대화를 나눌 때, 관계를 유지하려는 마음이 문제 해결의 걸림돌로 작용할 수 있다. 상대방과의 오랜 신뢰 관계를 깨고 싶지 않아서 해야 할 말을 삼키거나 불편한 상황을 묵인하게 된다. 이는 단기적으로는 갈등을 피하는 효과가

관계를 유지하려는 마음이 오히려 문제 해결의 걸림돌이 된다.

있지만, 장기적으로는 더 심각한 문제를 초래할 가능성이 크다.

예를 들어, 추진력이 강한 파트너가 초기에는 병원 운영의 동력을 제공하지만, 시간이 지나며 그 추진력이 갈등의 원인으로 작용할 수 있다. 처음에는 칭찬받던 특성이 시간이 지나며 불만의 대상이 되는 것이다. 이는 특히 아는 사람과의 동업에서 더 두드러진다. 관계에 얽매여 솔직한 대화를 회피하게 되고, 결국 갈등이 더 깊어질 가능성이 커진다.

새로운 관계의 도전

모르는 사람과의 동업은 오히려 가감 없는 대화를 가능하게 한다.

반면, 모르는 사람과의 공동 개원은 초기 신뢰 형성이 필요하므로 시간이 더 걸릴 수 있다. 그러나 이는 오히려 강점으로 작용할 수 있다. 관계에 얽매이지 않기 때문에 비즈니스적 관점에서 필요한 대화를 가감 없이 나눌 수 있다.

실제로, 준비 과정에서 업무 분담, 운영 철학, 재정 관리 등을 명확히 논의하며 서로를 깊이 이해하게 된다. 이 과정에서 상대방의 장단점을 객관적으로 평가할 기회를 가질 수 있다. 철저한 역할 분담을 통해 각자의 강점을 극대화하고, 예상되는 갈등 상황을 사전에 논의하는 것은 성공적인 공동 개원의 좋은 사례다.

갈등에서 신뢰로

우리는 공동 개원 초기, 수많은 갈등을 겪었다. 서로 다른 개성과 철학을 가진 두 사람이 한 공간에서 일하다 보니 마찰이 빈번

했다. 심지어 직원들 사이에서는 동업이 곧 깨질 것이라는 소문까지 돌았다. 그러나 우리는 갈등을 해결하기 위한 원칙을 세웠다.

그 원칙은 명료했다. 끝까지 상대방을 배려하되, 참을 수 없는 문제는 즉시 이야기하자는 것이었다. 논의 과정에서 한쪽이 급진적인 변화를 제안하고 다른 쪽이 이를 반대하는 상황이 반복되었지만, 우리는 정반합의 원리를 통해 타협점을 찾아 갔다. 이는 서로의 의견을 반영해 새로운 해결책을 도출하는 과정이었다. 이를 위해서 우리는 원장실을 따로 두지 않았다. 전공의 시절처럼 작은 책상을 나란히 두고 최소의 공간에서 가깝게 서로를 접할 수 있게 했다. 얼굴을 보기 싫어도 마주할 수밖에 없어서 무조건 얘기하고 싸웠다.

우리는 정반합의 원리를 통해 타협점을 찾아갔다.

이 과정을 2년간 반복하며, 우리는 서로에 대한 신뢰를 더욱 공고히 했다. 갈등을 통해 상대방의 장점을 재발견하고, 내가 더 주도해야 할 부분을 명확히 인지할 수 있었다. 정반합의 원리는 단순히 갈등을 해결하는 것을 넘어, 동업 관계를 강화하고 성장의 발판을 마련하는 데 중요한 역할을 했다.

정반합 사례: 진료 시간 연장에 대한 갈등과 해결

A 원장과 B 원장은 기존에는 평일 오전 9시부터 오후 6시까지 진료를 진행했다. 그러나 지역 내 경쟁이 심화되면서 환자 수가 감소하자, A 원장은 환자 편의를 위해 평일 저녁 시간과 주말에도 진료를 확대하자고 제안했다. 반면, B 원장은 의료진과 직원의 피로도 증가와 추가 인건비 부담을 우려하며 반대했다.

정반합의 적용 과정

- **정(正):** A 원장의 진료 시간 연장 제안
- **반(反):** B 원장의 반대와 우려
- **합(合):** 양측은 여러 차례 논의를 거쳐 다음과 같은 합의점을 도출했다.
  - 평일 저녁 시간에는 격일제로 진료를 연장하여 의료진의 피로도를 분산시킨다.
  - 주말 진료는 월 2회로 제한하고, 해당 진료일에는 추가 수당을 지급하여 직원의 동의를 구한다.
  - 진료 시간 연장에 따른 환자 유입 효과를 3개월간 지켜보아, 효과가 미미할 경우 원래의 진료 시간으로 복귀한다.

이러한 합의를 통해 진료 시간 연장으로 인한 환자 수 증가와 수익 증대 효과를 확인할 수 있었으며, 의료진과 직원의 만족도도 유지되었다. 이 사례는 '정반합'의 원리를 적용하여 경영상의 갈등을 창의적으로 해결한 예시다. 이처럼 공동 개원에서는 경영상의 다양한 갈등이 발생할 수 있으며, 이러한 갈등을 해결하기 위해서는 상호 이해와 협의를 통해 새로운 합의점을 도출하는 '정반합'의 접근이 효과적일 수 있다.

아는 사람과의 동업과 모르는 사람과의 동업 간 차이에 관한 연구는 흥미로운 결과를 보여준다. 아는 사람과의 동업은 초기 신뢰가 높지만, 갈등이 발생했을 때 이를 해결하는 데 어려움을 겪는 경향이 있다. 반면, 모르는 사람과의 동업은 초기에는 신뢰가 부족하지만, 갈등 해결 과정을 통해 신뢰가 형성되는 경우가 많다. 이러한 연구는 갈등이 동업 관계에서 불가피하지만, 이를 해결하는 방식이 성공 여부를 결정짓는 핵심 요소임을 시사한다. 갈등을 피하지 않고 적극적인 대화와 협의를 통해 해결할 때, 동업 관계는 더욱 강화될 수 있다.

공동 개원에서 아는 사람과의 동업이든, 모르는 사람과의 동업이든 어느 한쪽이 무조건 더 낫다고 단정할 수는 없다. 중요한 것은 의사소통의 원칙을 명확히 세우고, 서로의 장단점을 보완하며 성장할 수 있는 관계를 형성하는 것이다.

결국, 성공적인 동업 관계는 상호 신뢰와 배려 그리고 갈등을 해결하려는 의지에서 출발한다. 동업은 단순히 함께 일하는 것을 넘어, 서로의 가능성을 키우고 공동의 목표를 향해 나아가는 성장의 과정이다.

동업은 갈등을 통해 신뢰가 형성되는 성장의 과정이다.

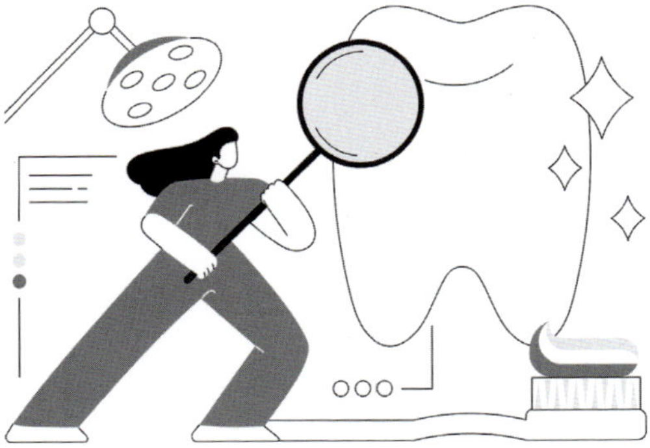

핵심 요약

1. 아는 사람과의 동업은 초기 신뢰가 높고 빠른 협업이 가능하지만, 익숙함이 솔직한 대화를 방해하여 갈등이 더 깊어질 수 있다.
2. 반면 모르는 사람과의 동업은 초기 신뢰가 부족하지만, 비즈니스적으로 냉정하고 명료한 대화가 가능하다.
3. 갈등은 피할 수 없는 현실이며, 이를 해결하려는 정반합의 접근 방식은 관계를 강화하고 병원의 운영 원칙을 정교하게 만든다.
4. 정반합 사례처럼 실질적 논의와 합의는 이상적인 관계보다 운영의 지속성과 유연성에 더 큰 영향을 미친다.

벤치마킹 적용 포인트

1. 동업자는 신뢰 관계만으로 선택하지 말고, 솔직한 대화를 지속할 수 있는 사람인지 확인하라.
2. 공동 개원 초기부터 '불편한 주제도 꺼낼 수 있는 대화 원칙'을 명문화하라. (예: 회피하지 않고 즉시 말하기) 갈등 상황에서는 정반합처럼 한쪽 주장에 매몰되지 말고, 타협안을 설계하는 연습을 제도화하라.
3. '합의안 테스트 기간'을 두고 유연하게 되돌릴 수 있는 여지를 남겨라.
4. 초기 신뢰보다 중요한 것은 갈등 이후의 태도이며, 신뢰는 대화 속에서 다시 만들어진다는 점을 명심하라.

memo

우리 병원에 적용해 보기

공동 성장

가장 짧은 나무판이 통에 담긴 물의 양을 결정한다.

식물의 성장은 필수 원소 중 가장 부족한 원소에 의해 제한된다. 독일의 화학자 리비히는 이를 '최소율의 법칙(Liebig's law of the minimum)'이라 명명했다. 이는 조직의 성과나 발전에서도 똑같이 적용된다. '나무통 이론(Liebig's barrel)'이 바로 이 원리를 시각적으로 설명한다. 나무판으로 이루어진 통이 있다고 하자. 이 통에 물을 채울 때, 가장 짧은 나무판이 통에 담길 물의 양을 결정한다. 아무리 긴 나무판이 있어도 가장 짧은 판의 높이만큼만 물을 담을 수 있다. 이는 조직 내에서 뛰어난 한 명의 인재보다, 팀워크와 구성원 전체의 기본 역량이 중요하다는 것을 보여준다.

공동 개원을 병원이라는 나무통에 비유해 보자. 아무리 뛰어난 원장이 있다 해도, 다른 파트너나 구성원이 따라오지 못한다면

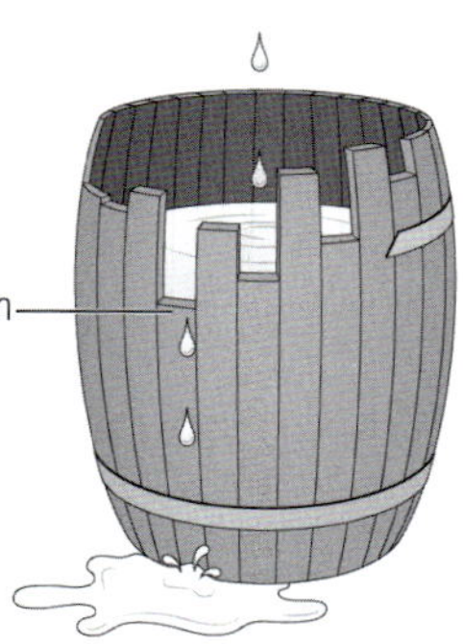

병원의 성장 가능성은 가장 낮은 수준의 구성원에게 맞춰지게 된다. 병원 경영에서 구성원 모두가 일정 수준 이상의 성장과 협력을 이루지 못하면 병원은 지속 가능한 발전을 이루기 어렵다. 특히 공동 개원에서는 지나치게 잘 나가는 원장이 전체 병원의 조화를 깨뜨리는 경우도 있다. 한 사람이 독보적으로 앞서가면 다른 구성원이 상대적인 박탈감을 느끼거나 협력의 중요성을 간과하게 되어 결국 병원은 내부적으로 약해질 수 있다. 공동 개원이 성공하기 위해서는 각 구성원이 서로를 보완하며 함께 성장하는 방향으로 나아가야 한다.

병원의 성장 가능성은 가장 낮은 수준의 구성원에게 맞춰지게 된다.

서로의 성장을 격려하며 나아가기

성장은 단순한 결과가 아니라 과정에서 재미와 의미를 느끼게 한다. 게임에서 점수를 깨고 더 높은 레벨에 도달하거나, 골프에서 타수가 줄어드는 것처럼, 병원 경영에서도 목표를 향해 함께 나아가는 과정 속에서 성취감을 발견해야 한다. 그러나 중요한 것은 성장의 균형이다. 각 파트너의 속도와 역량에는 차이가 있을 수 있다. 어떤 사람은 전문성을 더 깊이 다지며 성장하고, 또 다른 사람은 환자 관리나 병원 시스템 개선 같은 다방면의 경험을 통해 시야를 넓혀 갈 수 있다.

공동 개원의 파트너는 서로의 성장을 지켜보며 격려해야 한다. 이는 단순히 감정적인 지지가 아니다. 동료의 발전을 인정하고, 내가 너무 앞서거나 뒤처지지 않는지 점검하며 균형을 맞추는 과정에서 병원은 점차 단단해진다. 예를 들어, 한 원장이 특정 진

동료의 발전을 인정하고, 내가 너무 앞서거나 뒤처지지 않는지 점검해야 한다.

료 분야에서 뛰어난 성과를 내고 있다면, 다른 원장은 병원의 행정 운영이나 직원 교육 등 다른 분야에서 주도권을 잡아야 한다. 이렇게 각자의 강점을 살려 병원의 성장을 도모하는 것이 공동 개원의 지속 가능성을 높이는 핵심이다.

일과 삶의 융합

현대인은 '워라밸(Work-Life Balance)'이라는 개념을 중시한다. 하지만 Bellah 등(1985)의 연구에 따르면, 사람은 일을 대하는 방식에서 세 가지 유형으로 나뉜다.

- **직업(Job):** 단순히 생계를 위한 노동
- **경력(Career):** 성취와 사회적 지위를 위한 도구
- **소명(Calling):** 일을 통해 삶의 의미와 가치를 실현하는 단계

병원 운영은 단순히 돈을 버는 수단이 아니라 환자와 동료, 자신의 성장을 실현하는 공간이 되어야 한다.

공동 개원의 파트너십이 성공하려면 단순한 '직업' 수준을 넘어 '소명'의 단계로 나아가야 한다. 병원을 운영하는 일이 단순히 돈을 버는 수단이 아니라 환자와 동료, 자신의 성장을 실현하는 공간이 되어야 한다.

워라밸은 일과 삶을 분리하여 균형을 맞추려는 접근 방식이다. 그러나 공동 개원처럼 일과 삶의 경계가 모호한 환경에서는 '일과 삶의 융합'이라는 새로운 시각이 필요하다. 융합이란, 일과 개인의 삶이 서로 긍정적인 상호작용을 이루는 것이다. 병원에서의 성장이 개인적 성장으로 이어지고, 개인의 성취가 다시 병원 운영에 긍정적인 영향을 미치는 선순환 구조를 만들어야 한다. 예를 들

어, 병원에서의 환자 관리 경험을 통해 얻은 소통 능력은 가정생활에서도 더 나은 관계를 형성할 수 있다. 반대로, 개인적으로 쌓은 역량과 경험은 병원 운영의 새로운 아이디어와 동력이 될 수 있다. 이러한 상호작용은 병원과 개인 모두의 성장을 촉진한다.

파트너십 속에서 개인의 삶을 이해하라

공동 개원 파트너십에서 가장 중요한 것은 서로에 대한 관심과 이해다. 이는 단순히 병원 내 업무만이 아니라, 개인적인 삶의 부분도 포함된다. 파트너의 개인적인 성장과 행복을 응원하는 공동체적 태도는 병원 운영의 신뢰와 협력을 강화한다. 개인의 삶에 관심을 가지라는 것이 프라이버시를 침범하라는 뜻은 아니다. 다만, 가정과 삶에서의 어려움을 이해하고 응원할 수 있는 파트너는 '함께하고 싶은 동료'가 된다.

결국, 공동 개원은 단순히 병원을 운영하는 것이 아니라, 서로의 성장과 행복을 공유하며 함께 나아가는 과정이다. 동료의 성장을 통해 나 자신도 성장하고, 병원이라는 나무통을 더 단단하고 크게 만들어 갈 수 있다.

함께 성장하는 조직이 오래간다

공동 개원은 독보적인 한 명의 성공이 아니라, 구성원 모두의 균형 잡힌 성장이 이루어져야 지속 가능하다. 최소율의 법칙이 보여주듯, 팀의 한계를 결정짓는 것은 가장 약한 부분이다. 하지만 서로를 격려하고 보완하며 함께 나아갈 때, 그 한계를 뛰어넘는 성장을 경험할 수 있다.

공동 개원은 '혼자 가는 길'이 아니라 '함께 나아가는 여정'이다.

Bellah의 '소명' 개념처럼, 병원 운영은 단순한 일이 아니라 각자의 삶과 가치를 실현하는 장이어야 한다. 서로를 이해하고 응원하며, 일과 삶을 융합하는 파트너십은 공동 개원의 지속 가능한 미래를 가능하게 한다. 결국, 공동 개원은 '혼자 가는 길'이 아니라 '함께 나아가는 여정'이다. 함께 성장하는 파트너는 단순한 동업자를 넘어 인생을 함께 나누는 동반자가 된다.

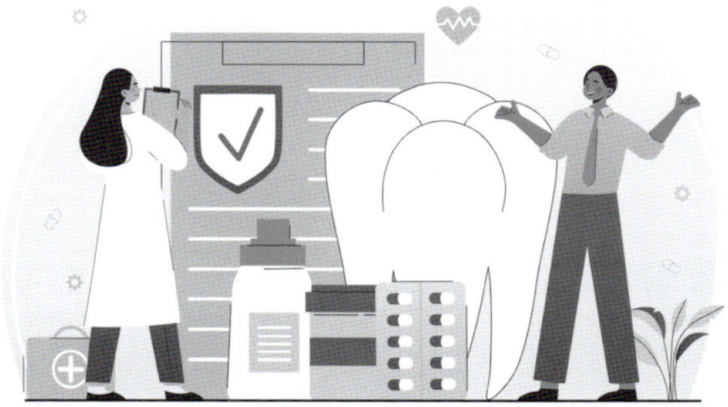

핵심 요약

1. 병원은 '최소율의 법칙'처럼 가장 취약한 구성원 수준에 성장 한계가 맞춰지기 때문에 구성원 전체의 균형 있는 성장이 필요하다.
2. 성장은 성과보다 과정의 의미와 재미에 있다. 파트너 간 속도 차이를 이해하고 각자의 강점을 살려 병원을 공동으로 성장시켜야 한다.
3. 단순한 '워라밸'을 넘어서 일과 삶의 긍정적 상호작용(융합)을 지향하며, 병원과 개인의 성장을 연결해야 한다.
4. 파트너 간에는 일뿐 아니라 삶에 대한 관심과 이해가 필요하며, 이것이 진정한 신뢰 기반의 파트너십을 만든다.
5. 성공적인 공동 개원은 인생의 동반자를 만드는 과정이며, 병원이라는 나무통을 함께 키워가는 여정이다.

벤치마킹 적용 포인트

1. 가장 약한 구성원을 끌어올릴 수 있도록 병원 차원의 성장 시스템(교육, 피드백, 역할 조정 등)을 설계하라.
2. 파트너 간에 '서로 다른 속도의 성장'을 인정하고, 강점이 다른 분야에서 주도권을 나누는 방식으로 조화를 꾀하라.
3. 단순한 수익 분배 이상의 성취감을 병원에서 느낄 수 있도록 '일의 의미'를 재정의하라.
4. 파트너의 개인 삶에 관심을 가지고 배려하는 분위기를 조성하라. 이는 위기 상황에서 병원을 지키는 힘이 된다.
5. 일과 삶의 경계를 없애기보다는 상호 보완하는 문화(융합형 문화)를 병원 조직 철학으로 채택하라.

memo

우리 병원에 적용해 보기

의사결정의 문제

우리는 매일 수많은 선택의 순간을 맞이한다. 스티브 잡스나 마크 저커버그처럼 늘 같은 옷을 입는 사람은 중요한 의사결정을 위해 덜 중요한 선택지를 줄이는 '캡슐 워드로브(Capsule Wardrobe)'를 실천했다. 이는 단순한 옷차림의 문제가 아니라, 중요하지 않은 선택을 줄여 더 중요한 결정에 에너지를 집중하려는 전략이다.

하지만 이러한 개인적 선택에서 벗어나, 공동의 문제로 넘어가면 이야기는 훨씬 복잡해진다. 공동 개원 병원에서는 단순히 한 사람의 선택이 아닌 '의사결정'이 이루어져야 한다. 혼자서 개원해서 꾸려나가는 병원은 혼자서 선택하면 된다. 선택에 따른 책임도 본인에게 있기 때문에 스트레스도 혼자 받으면 그만이다. 하지만 공동 개원의 의사결정은 다르다. 선택에 따른 책임은 고스란히 모두에게 돌아가기 때문에 의사결정은 모든 구성원의 동의와 책임을 요구하며, 결국 병원의 방향성을 좌우하는 중요한 과정인 것이다.

공동 개원의 의사결정은 모든 구성원의 동의와 책임을 요구한다.

공동 개원은 혼자 운영하는 병원과 달리, 의사결정 과정에서의 갈등과 협력이 병원의 지속 가능성을 결정짓는다. 명확한 목표 없이 내린 의사결정은 구성원 간의 신뢰를 손상시킬 수 있고, 이는 병원의 운영에 심각한 영향을 미친다.

명확한 목표와 의사결정의 방향

의사결정은 본질적으로 얻는 것과 포기해야 할 것을 구분하는 과정이다.

공동 개원의 의사결정은 명확한 목표 설정에서 시작된다. 정보나 경험 부족은 비교적 쉽게 보완할 수 있지만, 목표가 불명확하면 어떤 결정도 성공하기 어렵다. 의사결정은 본질적으로 얻는 것과 포기해야 할 것을 구분하는 과정이다. 새로운 진료 항목을 도입할 것인지, 고가의 장비를 구입할 것인지와 같은 결정은 경제적 이득뿐 아니라 환자 경험, 병원의 장기적 비전 등을 고려해 목표에 따라 이루어져야 한다.

예를 들어, 치과에서 고가의 디지털 스캐너를 도입하려고 할 때, 단순히 경제적 비용과 환자 편의성만 고려해서는 부족하다. 이 장비가 병원의 장기적 발전 방향과 일치하는지, 다른 원장에게도 필요성이 공감되는지 논의해야 한다. 이러한 목표가 명확하다면, 일시적인 재정적 부담도 장기적인 성장의 일환으로 받아들일 수 있다.

효과적인 의사결정을 위한 네 가지 접근

공동 개원에서 의사결정은 종종 복잡하고 느리게 진행된다. 이는 정보 부족, 역할 분담 미비, 목표 설정 부재에서 비롯된다. 다음 네 가지 접근은 효율적이고 명확한 의사결정을 돕는다.

1. 정보와 지식의 투명한 공유

정보와 지식의 투명한 공유는 의사결정의 시작이다.

의사결정에 앞서 모든 구성원이 동일한 정보를 기반으로 논의해야 한다. 예를 들어, 병원에 새로운 진료 항목을 추가하려 할 때, 이를 직접 수행하지 않는 원장에게도 충분한 정보를 공유해야 한다. 경제적, 심리적 이득과 병원에 미치는 긍정적 영향을 설명하는 것은 필수적이다.

2. TF팀 구성과 시행착오의 축소

특정 결정에 앞서 TF(Task Force)팀을 구성해 시범적으로 적용하고 그 결과를 분석하는 방식은 시행착오를 줄일 수 있다. 예를 들어, 치과에서 환자 대기 시간을 줄이기 위한 시스템을 도입할 때, TF팀이 소규모 환자 그룹을 대상으로 시범 운영한 뒤 데이터를 기반으로 최종 결정을 내리는 방식이 효과적이다.

3. 의사결정권의 단계적 위임

모든 결정을 원장이 모여 논의할 필요는 없다. 대표원장, 파트너원장, 페이원장, 경영부장, 진료실장, 상담실장 등 역할에 따라 권한을 위임하면 의사결정 속도를 높일 수 있다. 예를 들어, 직원 복지와 관련된 세부 사항은 직원 대표와 관리자가 결정하고, 그 결과를 보고하는 방식이 효과적이다. 다만, 권한 위임 시 범위와 한계를 명확히 설정해야 한다.

권한 위임 시 범위와 한계를 명확히 설정해야 한다.

4. 의사결정 지분의 차등화

공동 개원에서 모든 원장이 동등한 지분으로 의사결정에 참여하는 방식은 비효율적일 수 있다. 예를 들어, 경영 경험이 많거나 병원 운영에 기여도가 높은 원장에게 더 큰 의사결정권을 부여하는 것이 효율적이다. 지분 차등화는 책임과 권한을 명확히 하고 의사결정 과정을 간소화할 수 있다. 여기서 의견의 차이가 가장 크게 보일 수도 있다. 가장 조심스럽고 모두의 동의를 끌어내는 합의가 필요하다.

의사결정의 실패와 성공 사례

- **실패 사례: 충분한 논의가 이루어지지 않은 신장비 도입**
  한 치과병원에서는 디지털 엑스레이 장비를 도입하려 했다. 하지만 장비 사용 경험이 없는 일부 원장은 필요성을 느끼지 못했고, 경제적 부담에 대한 명확한 설명 없이 결정이 진행되었다. 결과적으로, 장비의 활용도가 낮아지고 일부 원장은 불만을 표출하며 내부 갈등이 심화되었다.

- **성공 사례: TF팀과 투명한 정보 공유**
  또 다른 치과에서는 고가의 CAD/CAM 시스템을 도입하기 전, TF팀을 구성해 시범적으로 운영했다. 팀은 소규모 환자에게 장비를 활용해 제작된 보철물을 제공하며 환자 만족도와 경제적 효율성을 분석했다. 이 데이터를 원장들과 공유한 후, 장비 도입이 만장일치로 결정되었다. 이후 병원은 환자 수를 늘리고 매출도 상승하며 성공적인 의사결정의 사례를 만들었다.

공동 개원의 의사결정은 단순히 '좋은 선택'을 내리는 것이 아니라 병원의 미래를 설계하는 과정이다. 명확한 목표와 투명한 소통, 권한의 위임과 지분 차등화는 의사결정을 더욱 효율적이고 명확하게 만들어 준다.

결국, 성공적인 의사결정은 병원의 성장을 이끄는 원동력이며, 구성원 간의 신뢰와 협력을 강화하는 토대가 된다. 함께 나아가는 파트너십 속에서 의사결정은 갈등을 넘어 신뢰를 쌓는 기회로 작용해야 한다. 공동 개원의 지속 가능성은 올바른 의사결정을 통해 만들어지는 것이다.

공동 개원의 지속 가능성은 올바른 의사결정을 통해 만들어진다.

핵심 요약

1. 공동 개원에서는 의사결정의 구조와 합의 과정이 병원의 성패를 가른다.
2. 명확한 목표 설정 없이는 어떤 결정도 효과를 거두기 어렵다.
3. 정보의 공유, TF팀 운영, 권한 위임, 지분 차등은 효율적인 의사결정 4원칙이다.
4. 의사결정 실패는 갈등과 불신을 낳지만, 성공은 구성원 신뢰를 강화한다.
5. 의사결정은 병원의 미래를 설계하는 과정이며 신중한 시스템이 필요하다.

벤치마킹 적용 포인트

1. 의사결정 전 모든 구성원이 동일한 정보 기반에 설 수 있도록 소통 구조를 만들어라.
2. 새로운 변화나 시스템 도입 전에는 소규모 TF를 구성해 시범 운영하라.
3. 불필요한 논의 소모를 줄이기 위해 역할에 따른 권한 위임 체계를 명확히 설정하라.
4. 병원 내 주요 결정에 있어서는 지분·책임·기여도에 따라 발언권을 차등 부여하라.
5. 의사결정은 단순한 행정 절차가 아니라 파트너 간 신뢰를 구축하는 핵심 도구임을 기억하라.

memo

우리 병원에 적용해 보기

분배의 미

공동 개원에서 가장 중요하면서도 어려운 문제를 이야기해야 한다. 바로 '돈' 이야기다. 누구나 속 시원하게 말하고 싶지만, 민감한 주제이기에 쉽게 꺼내지 못한다. 작은 경제 단위인 공동 개원이라 할지라도 초기자본, 매출과 지출, 직원 급여, 세무 그리고 원장 간 수입 배분 등 돈의 흐름이 있는 모든 과정에서 갈등이 생길 수 있기 때문이다.

경제활동이 이루어지는 모든 곳에는 분배의 문제가 따라온다. 인류는 오래전부터 생산과 소비가 이루어지는 모든 시스템 속에서 '누가 얼마나 가져갈 것인가'라는 질문에 매달려 왔다. 생산요소의 가격 결정, 자원 배분, 개인별 소득분배 등 다양한 시도를 통해 분배 문제를 해결하고자 했지만, 모두가 만족할 수 있는 해답은 아직도 없다.

경제학에서는 기능별 분배(Function Distribution)와 개인별 분배(Personal Distribution)라는 두 가지 접근 방식을 통해 이 문제를 분석해 왔다.

- **기능별 분배:** 생산요소 간의 역할을 기준으로 보상하는 방식이다. 즉, 자본을 제공한 자본가는 투자에 대한 이익을, 노동자는 노동의 대가를 받는 것이 핵심이다. 자본가와 노동자의 대립이 이 방식에서 비롯되며, 이는 경제적 불평등의 주요 원인이 되기도 한다.
- **개인별 분배:** 특정 계층의 소득 격차에 집중하는 방식이다. 이 접근법은 단순히 노동과 자본의 역할을 따지는 것이 아니라, 어떤 개인이 실제로 얼마나 이바지했는지를 기준으로 소득을 분배하려는 시도다. 하지만 이 역시 객관적인 평가가 어려운 측면이 있어 여전히 논쟁의 대상이다.

기능별 분배와 개인별 분배, 그 사이의 균형이 핵심 과제다.

이 두 가지 방식은 기업뿐만 아니라 공동 개원이라는 작은 경제 단위에서도 그대로 적용될 수 있다. 병원의 수익을 어떻게 나눌 것인지의 문제에서 기능별 분배와 개인별 분배 사이에서 균형을 맞추는 것이 핵심 과제가 된다.

공동 개원, 작은 경제 속의 거대한 분배 논쟁

만약 자본가가 병원을 세워 적당한 임금 체계를 만들어 놓고, 거기에 동의하는 의사를 고용해서 운용한다면 의사들 간의 분배에 대한 문제는 복잡하지 않을 것이다. 장비, 인력 등 기본적인 기반이 구축된 곳에서 개인의 능력에 따른 임금 지급 방식은 순수한 의사의 진료 능력과 환자 관리 능력에 따른 합리적 방법일 것이다. 하지만 공동 개원은 자본가와 노동자 모두가 개원한 원장 본인이라는 데 문제가 있다.

아주 쉽게 얘기해 보자면, 병원에서 지분율 70%를 가진 원장과 30%를 가진 원장이 있다고 하자. 그런데 매출 기여도는 70% 지분을 가진 원장이 30%, 30% 지분을 가진 원장이 70%를 차지한다면? 분배는 어떻게 이루어져야 할까? 기능별 분배 관점에서 보면, 지분이 높은 원장이 더 많은 수익을 가져가야 한다. 초기 투자라는 위험을 감수했고, 병원의 설립과 유지에 이바지했기 때문이다. 이는 기업에서 자본가가 투자 수익을 먼저 가져가는 원리와 같다. 개인별 분배 관점에서는, 실제로 병원의 성장을 이끈 원장에게 더 많은 보상이 돌아가야 한다. 환자를 끌어오고, 진료하고, 병원의 매출을 올린 원장이 더 많은 몫을 받아야 한다는 논리다.

이 두 관점이 충돌할 때, 결국 어떤 방식을 선택하는지는 공동 개원 내부의 합의 문제로 귀결된다. 병원 운영에서 자본을 우선시할지, 매출 기여도를 우선시할지는 구성원의 가치관과 운영 철학에 따라 달라진다.

공동 개원의 분배는 결국 '합의'로 귀결된다.

정치적 성향과 분배의 방식

공동 개원의 분배 문제를 바라보면, 정치적 성향이 의사결정에 영향을 미친다는 사실을 깨닫게 된다.

정치적 성향은 분배 방식에 영향을 미친다.

- **보수적 성향의 원장:** 자본과 개인의 능력에 따른 차등 분배를 선호할 가능성이 크다. '각자의 기여와 투자가 다르니, 분배도 당연히 달라야 한다'라는 입장이다. 초기자본 투자가 큰 원장은 자신의 위험 감수와 역할을 분배의 기준으로 삼고자 할 것이다.

- **진보적 성향의 원장:** 공평한 기회와 결과의 균형을 중시할 수 있다. '병원의 성공은 모두가 함께 만든 결과니, 분배도 공평해야 한다'라는 시각이다. 진보적 시각에서는 병원의 성장 과정에서 누가 더 큰 역할을 했는지보다는, 함께 만들어 낸 결과물에 주목한다.

이러한 시각 차이는 단순한 이념의 문제가 아니다. 실제로 공동 개원을 운영하는 과정에서 어떤 기준으로 수익을 나눌지, 누가 더 큰 권한을 가질지 등에서 정치적 성향이 의사결정에 영향을 미친다.

마치 냉전 시대 미국과 소련이 자본주의와 사회주의라는 분배 방식을 놓고 경쟁했던 것처럼, 공동 개원 내에서도 각자의 철학과 신념이 분배 문제에서 충돌할 수 있다. 하지만 그 모든 차이에도 불구하고, 공동 개원의 분배는 결국 '합의'로 귀결된다.

정답이 없는 분배, 그런데도 합의를 향해

공동 개원 20년을 경험하며 깨달은 점은, 분배의 문제에는 정답이 없다는 것이다. 초기 투자에 대한 존중은 필요하지만, 병원 매출을 이끄는 노동과 기여를 무시할 수는 없다. 병원 자리를 찾고, 인테리어를 결정하고, 자본을 마련한 원장의 안목도 중요하지만, 매일 환자를 만나고 치료하며 병원을 성장시킨 원장의 노력도 인정받아야 한다.

경제학자 존 롤스(John Rawls)는 '사회적, 경제적 불평등은 사회 전체의 이익을 위해 정당화될 수 있어야 한다'라고 말했다. 공동 개원에서도 분배의 불평등이 있다면, 그 불평등이 병원 전체의 발전을 위한 것인지 스스로 질문해야 한다.

분배의 불평등은 병원 전체의 이익을 위한 것인지 자문해야 한다.

공동 개원에서의 분배는 수학적 공식을 넘어서, 인간적인 합의와 이해가 필요하다. 다음 편에서는 우리가 지난 20년 동안 어떻게 이 복잡한 분배 문제를 풀어왔는지, 실제적인 사례와 방식을 통해 이야기를 풀어낼 것이다. 그러나 분명한 것은, 공동 개원의 분배는 끊임없는 대화와 합의의 산물이라는 사실이다. 분배의 미학은 완벽한 정답을 찾는 과정이 아니라, 서로를 이해하며 공존할 수 있는 지점을 찾아가는 과정이다.

공존 가능한 지점을 찾는 것이 분배의 미학이다.

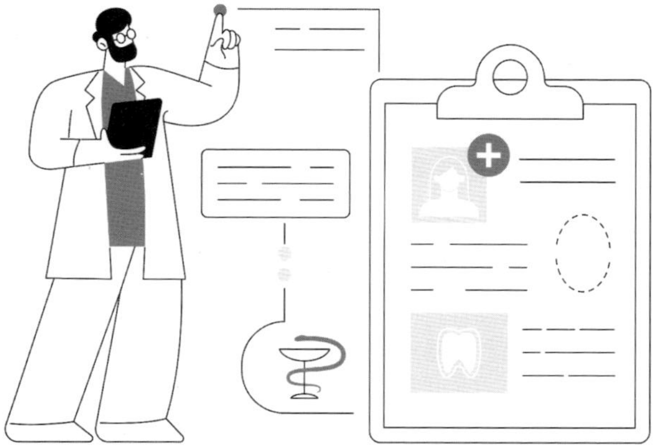

핵심 요약

1. 돈과 분배는 공동 개원의 핵심이자 민감한 이슈로, 갈등의 중심이 될 수 있다.
2. 기능별 분배(지분/투자 기반)와 개인별 분배(기여도 기반)는 상충하며, 그 균형은 공동 개원의 철학에 따라 달라진다.
3. 병원 내부의 정치적 성향(보수적 vs 진보적)에 따라 분배 기준에 대한 선호가 달라질 수 있다.
4. 분배에는 절대적 정답이 없고 구성원 간 지속적인 대화와 합의가 필요하다.
5. 진정한 분배의 '미'는 완벽함이 아닌 공감과 상호 이해의 결과다.

벤치마킹 적용 포인트

1. 분배 구조 설계 시 자본과 기여를 동시에 반영할 수 있는 지표를 만들라.
2. 정기적으로 '분배 구조'에 대한 토론과 재평가 시간을 마련하라.
3. 병원의 성장단계에 따라 분배 원칙도 유연하게 조정할 수 있도록 합의하라.
4. 병원 내 구성원의 성향과 가치관 차이를 인정하고, '정답'보다는 '공존 가능한 기준'을 찾아라.
5. 모든 분배 결정은 '병원 전체의 이익'이라는 기준으로 정당화할 수 있어야 한다.

memo

우리 병원에 적용해 보기

예비비

현재 우리가 운영하는 공동 개원 병원은 원장 11명, 직원 130여 명 규모의 대형 병원이다. 하지만 처음부터 이렇게 컸던 것은 아니다. 개원 당시에는 원장 3명, 직원 10명, 단 1개 층(120평)에서 시작했다. 규모가 점진적으로 5개 층까지 확장된 이유를 단순히 병원의 성공 때문이라고 할 수도 있다. 하지만 현실은 그렇게 단순하지 않다. 확장을 원했던 시기에 공실이 생기는 행운이 있었고, 그 기회를 잡을 수 있는 경영 구조가 있었다. 하지만 아무리 좋은 기회가 찾아와도 자금 조달과 원장들의 합의가 이루어지지 않으면 확장은 불가능했을 것이다. 이때 가장 큰 힘이 되어준 것이 바로 예비비(비축금)였다.

예비비가 있었기에 병원 확장 기회를 놓치지 않을 수 있었다.

공실이 생기고 확장할 기회가 왔을 때, 우리는 예비비를 활용했기 때문에 개인 주머니에서 추가로 돈을 꺼낼 필요가 없었다. 만약 원장 개개인이 다시 투자해야 했다면, 합의를 끌어내기가 어려웠을 것이고, 설령 합의하더라도 대출을 받아야 했을 것이다. 공동 개원에서는 한번 개인의 주머니로 들어간 돈을 다시 투자비로 사용하는 것이 생각보다 어렵다.

예비비는 공동 개원의 생명줄

개원 초기, 병원이 안정적인 매출을 올리기 시작했을 때 우리는 처음 정한 연봉제를 그대로 유지하며 월급을 올리지 않았다. 이 덕분에 병원의 예비비가 자연스럽게 쌓였다. 쉽게 말해, '집으로 가져가는 돈의 욕심을 당분간 버렸던 것'이다. 이러한 선택 덕분에 병원의 확장과 고가 장비 구입에도 아낌없이 투자할 수 있었다. 일반적으로 보면, '어차피 같은 돈인데 예비비를 따로 만들 필요가 있을까?'라고 생각할 수도 있다. 하지만 공동 개원에서는 예비비가 곧 생명줄이다.

집으로 가져가는 돈의 욕심을 당분간 버렸던 것, 그게 예비비의 시작이었다.

단독 개원과 공동 개원의 가장 큰 차이는 의사결정 방식이다. 단독 개원에서는 모든 것이 원장 개인의 결정으로 이루어진다. 인테리어, 장비, 재료, 기공소 선택 등 모든 것이 개인의 취향과 필요에 따라 움직인다. 공동 개원에서는 다르다. 내가 원하지 않는 인테리어, 내가 사용하지 않는 장비, 필요 없다고 생각하는 재료, 나와 맞지 않는 기공소도 받아들여야 한다. 이때 가장 큰 갈등 요소가 바로 돈이다. 추가적인 비용이 발생하면 원장들의 입장에서는, '내 손에 들어오는 돈이 줄어드는 것'이기 때문이다.

하지만 예비비가 있으면 상황이 달라진다. 예비비의 일정 부분이 병원 투자 비용으로 활용될 수 있도록 합의가 되어 있다면, 논의해야 할 것은 '이 돈을 어떻게 효율적으로 쓸 것인가'이지, '돈을 쓸지 말지'가 아니다. 병원의 장기적인 성장과 운영을 고려하면 예비비는 공동 개원의 가장 중요한 안전장치가 된다.

예비비가 있으면 돈의는 '쓸지 말지'가 아니라 '어떻게 효율적으로 쓸지'가 된다.

공동 개원의 예비비는 단순한 비축금이 아니라 생존을 위한 안전장치다.

예비비라는 개념은 병원뿐만 아니라 다양한 분야에서 핵심적인 역할을 한다.

■ **국가 경제**

정부도 예비비를 운영한다. 예상치 못한 자연재해, 전쟁, 경제 위기 등의 상황에서 사용할 수 있도록 국가 재정에서 일정 비율을 별도로 적립한다. 한국의 세계잉여금(기금 예비비)이나 미국의 비상 재정 기금(Emergency Fund)이 대표적인 예다.

■ **기업 경영**

대기업은 항상 비상 경영 자금을 확보한다. 글로벌 경기 침체나 예상치 못한 위기에 대비하기 위해 일정 비율의 순이익을 비축금(Contingency Fund)으로 남겨 둔다. 2008년 금융위기 당시, 예비비를 충분히 확보한 기업들은 빠르게 회복할 수 있었던 반면, 그렇지 못한 기업들은 파산했다.

■ **개인 재무 관리**

개인 재정에서도 긴급 자금(비상금)이 중요하다. 전문가들은 월 소득 3~6개월 치 생활비를 비상금으로 확보해 두라고 조언한다. 직장을 잃거나 예상치 못한 의료비가 발생할 때, 예비비가 있는 사람과 없는 사람의 차이는 극명하게 드러난다.

공동 개원의 예비비도 마찬가지다. 병원이 예기치 못한 위기에 직면했을 때, 예비비는 생존을 위한 필수 안전망 역할을 한다.

예비비 없는 병원의 위험성

한번은 병원이 잘 될 때, 높은 생활비를 유지하다가 경영난을 겪은 원장을 본 적이 있다. 병원 매출이 급감했을 때, 그는 기존 생활비를 유지하기 위해 더욱 힘들어했다. 문제는 병원이 아닌 생활 패턴에 있었다. 생활비는 눈높이에 따라 천차만별이다.

'300만 원으로 생활하던 사람이 500만 원을 받으면 행복하지만, 1,000만 원을 쓰던 사람이 500만 원을 받으면 재앙이 된다.'

공동 개원에서는 성수기와 비수기에 상관없이 일정한 월급을 가져가는 시스템을 만드는 것이 가장 이상적이다. 우리는 매출과 상관없이 일정한 금액을 월급으로 가져가고, 나머지를 예비비로 남기는 구조를 유지했다. 그리고 이 비축금은 연 매출의 10% 수준으로 시작해, 병원의 확장을 위해 한때 25%까지 늘린 적도 있다. 이러한 전략 덕분에 필요한 시점에 신속한 투자와 확장이 가능했다. 지금은 병원의 규모가 커지면서 예비비를 5% 이하로 조정했지만, 공동 개원의 지속 가능성을 위해 이 구조는 반드시 유지해야 한다고 생각한다.

예비비는 공동 개원의 안전장치

공동 개원 초기에 우리는 중도 탈퇴하는 원장을 위한 예비비를 설정하려 했다. 하지만 '100년을 이어갈 치과'라는 목표를 세우면서, 계약서 자체에 중도 탈퇴 시 지분을 반환받을 수 없도록 했다. 이는 과거에 부실한 계약으로 인해 원장이 중도 탈퇴하면서 병원이 큰 혼란을 겪었던 경험 때문이었다. 현재는 60세 이후 은퇴를 결정할 수 있도록 계약서를 조정했으며, 퇴직금 형식으로 예비비를 활용할 수 있도록 했다.

연료 경고등이 켜진 채 운전하지 말라

알지 못하는 길을 운전하고 있는데 연료 경고등이 켜졌다고 생각해 보자.

- 주유소가 어디 있는지 정확히 모른다.
- 주유할 돈이 부족할 수도 있다.
- 남은 연료로 얼마나 더 갈 수 있을지 불안하다.

예비비는 병원의 지속 가능성을 높이는 트렁크 속 연료통이다.

공동 개원의 예비비는 트렁크에 가득 채운 연료통과 같다.

- 예기치 않은 위기에서도 흔들리지 않는다.
- 확장 기회가 왔을 때 망설이지 않고 결단을 내릴 수 있다.
- 공동 개원의 지속 가능성을 높이는 필수적인 장치가 된다.

공동 개원에서 예비비는 단순한 비축금이 아니다. 그것은 병원의 미래를 위한 가장 중요한 안전장치다.

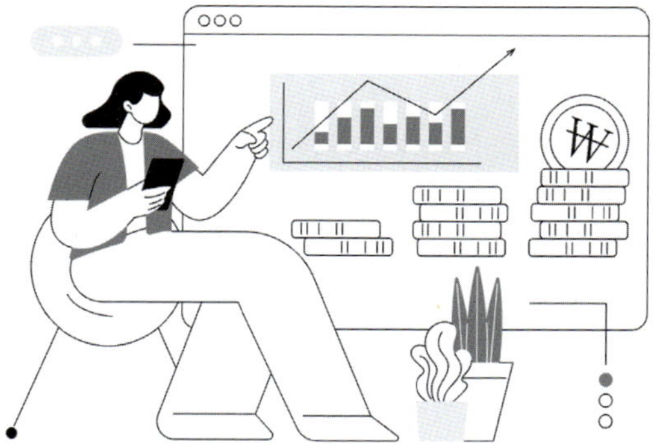

핵심 요약

1. 예비비의 존재는 공동 개원의 장기적 성장과 위기 대응을 가능하게 한 핵심 요인이다.
2. 개원 초기의 절제된 연봉 인상과 투자 우선 구조가 예비비 형성을 가능하게 했다.
3. 예비비는 병원의 의사결정 갈등을 줄이고, 투자 논의를 생산적으로 전환시킨다.
4. 예비비는 단순한 돈이 아니라 병원 철학과 지속 가능성의 상징이다.
5. 계약서 구조에도 예비비를 활용한 지분 반환 제한, 퇴직금 지급 등의 안전장치가 반영되었다.

벤치마킹 적용 포인트

1. 병원 초기부터 예비비를 운영할 수 있는 구조와 합의를 명확히 하라.
2. 고정 월급제와 매출과 무관한 급여 체계를 통해 예비비 적립 여지를 확보하라.
3. 예비비의 사용 원칙(예: 확장, 장비, 리스크 대응 등)을 계약서에 명문화하라.
4. 퇴직금, 탈퇴 규정, 위기 대응 등에 예비비를 활용할 수 있도록 구조화하라.
5. 예비비 비율은 병원 성장단계에 따라 유연하게 조정하되, 존재 자체는 유지하라.

memo

우리 병원에 적용해 보기

처음과 끝, 계약서

한국 사회에서 '계약서'라는 단어는 여전히 어딘가 낯설고 불편하게 느껴지는 경우가 많다. 계약서를 쓴다고 하면 '설마 무슨 일이라도 생기려고?' 하는 뉘앙스를 풍기기도 하고, 가까운 사이일수록 계약서 이야기를 꺼내는 것이 조심스럽게 느껴지곤 한다.

공동 개원도 예외는 아니다. 공동 개원의 대부분은 대학 선후배, 동기 혹은 평소 잘 아는 지인들 사이에서 이루어지기 때문에, 계약서를 자세히 쓰자고 제안하는 순간 '너 나 못 믿니?'라는 분위기가 형성되기도 한다. 그래서 대개는 다른 병원의 계약서를 빌려 쓰거나 인터넷에서 찾은 계약서 양식에 이름만 바꿔 넣는 정도로 그치곤 한다. 심지어 '우리는 계약서도 안 쓴 사이야. 그만큼 돈독해'라며 관계의 깊이를 자랑하기도 한다.

그러나 이 같은 문화는 매우 위험한 착각 위에 세워져 있다. 대부분의 사람은 상대를 믿기 때문에 공동 개원을 시작한다. 믿음이 있으니 계약서 없이 출발하는 것이고, 그 믿음이 있다면 혹시 나중에 문제가 생기더라도 감정적으로 풀 수 있을 것이라 기대한다. 하지만 현실은 그렇지 않다. 문제가 생기면 '그때 그렇게 말했잖아'가 아니라, '법대로 해'라는 말이 먼저 튀어나온다. 한국인의 우리는 계약서를 쓰는 데는 민망하지만, 문제가 생기면 법에 먼저 의존하는 문화를 가지고 있다.

계약에 대한 문화는 간단하게 말하면, '계약서를 쓰기는 민망하지만 문제가 생기면 모든 것을 법에 의존하는 문화'인 것이다.

사적 자치의 원칙

통계적으로도 한국은 '소송공화국'이라는 말이 나올 만큼 민사소송이 많은 나라다. 한국은 인구 1만 명당 연간 민사소송 제기 건수가 약 65건으로, 일본의 15건 내·외보다 4배 이상 많다. 미국보다도 인구 대비 개인 간 소송 비중이 높다는 점에서 단순히 '서구는 원래 소송이 많다'는 말로 넘기기도 어렵다. 즉, 우리는 계약서를 쓰는 일에는 인색하면서도 문제가 생기면 가장 먼저 법과 소송에 의지하는 구조를 가지고 있다. 이 모순이 낳은 결과는 종종 공동 개원의 파탄으로 이어지기도 한다.

사적 자치의 원칙에 따라 당사자 간 계약은 법보다 우선한다.

여기서 반드시 기억해야 할 개념이 하나 있다. 그것이 바로 '사적 자치의 원칙'이다. 이는 민법의 기본 원칙 중 하나로, 당사자 간 자유롭게 맺은 계약은 법보다 우선한다는 원칙이다. 불법적인 내용이 아니라면 법원조차도 당사자가 서로 합의한 계약 내용을 우선적으로 존중한다. 이 말은 곧, 계약서를 제대로 써 두기만 해도 대부분의 분쟁은 사전에 해결할 수 있다는 의미다. 실제로 계약서가 없는 경우, 문제가 생기면 결국은 법정에서 '구두로 어떤 이야기를 했는지'를 놓고 서로 엇갈린 주장을 펼치게 되고, 이런 다툼은 감정의 골을 깊게 만들며 결국 회복하기 어려운 상황으로 번지게 된다.

공동 개원은 단순한 직장 동료 관계가 아니다. 수년 혹은 수십 년을 함께 병원이라는 조직을 이끌어 가야 할 동반자 관계다. 처음의 믿음을 끝까지 지키기 위해 필요한 것은 믿음만이 아니라 그 믿음을 제대로 문서화한 계약서다.

계약서를 쓰는 이유는 상대를 믿지 못해서가 아니라, 그 믿음을 오래 지키기 위해서다.

계약서 부재로 인한 갈등

계약서를 형식적으로만 작성하거나 아예 생략했다가 분배, 권한, 탈퇴, 확장 투자 등에서 갈등이 생기는 경우는 실제 병원 현장에서 비일비재하게 벌어진다.

다음은 실제 공동 개원에서 생긴 사례이다.

1. 원장 간 매출 기여도에 따라 수익 분배를 하기로 '구두로'만 약속했다. 하지만 시간이 지나 수익 구조가 변하고, 원장 간 기여도가 달라지자 '처음 그렇게 말한 적 없다', '이 정도 기여면 나는 더 가져가야 한다'는 갈등이 발생했다. 계약서가 없었기에 결국 법정에서 해묵은 갈등을 감정 섞인 언쟁으로 풀어야 했고, 결국 병원은 분열되었다.

2. 계약서에 탈퇴 조건이 명확히 없었던 병원은 한 원장이 중간에 나가며 초기 투자금에 대한 지분 반환을 요구하면서 문제가 생겼다. 남아 있는 원장들은 경영이 흔들릴 수밖에 없었고, 결국 병원은 퇴직자에게 거액의 보상을 한 뒤 한동안 재정난에 시달렸다.

3. 환자가 줄어들면서 경영에 큰 타격이 있는 터에 한 원장이 건강에 문제가 생겨서 진료 시간마저 줄여야 할 상황에 처했다. 근무시간에 따른 수익배분에 이견이 생겼다. 계약서에 건강상 휴직 기간 및 수익배분에 대한 조항이 없었다. 아픈 원장은 원장대로, 근무를 더 해야 하는 원장은 원장대로 불만이다.

이러한 문제는 병원뿐만이 아니다. 유명한 외식 프랜차이즈 본사와 가맹점 사이의 계약서에도 불분명한 조항으로 인한 수많은 가맹점주의 손실 보상 문제로 집단 소송을 걸었던 일이 있었다. 계약서의 한 줄, 한 문장이 얼마나 큰 후폭풍을 몰고 오는지 보여주는 사례이다.

계약서 한 줄, 한 문장이 공동 개원의 운명을 좌우한다.

계약서는 신뢰의 문서

계약서를 쓰는 이유는 상대를 믿지 못해서가 아니다. 오히려 그 믿음을 오래도록 지켜가기 위해 쓰는 것이다. 믿는 사람과의 관계이기 때문에, 감정이 아닌 합의로 분쟁을 정리할 수 있는 구조를 만들어야 하는 것이다.

공동 개원은 감정이 아닌 원칙 위에 세워져야 한다.

의학이라는 공통의 철학 아래, 수십 명의 직원을 함께 이끄는 병원이라는 조직을 공동으로 운영하려면 감정이 아닌 원칙 위에 관계가 세워져야 한다. 그 원칙이 바로 계약서다. 공동 개원은 단순히 병원 문을 열고 함께 일하는 것에서 끝나지 않는다. 수익이 발생하고, 투자와 인건비와 세무가 엮이고, 누군가는 먼저 은퇴하거나 중도 이탈을 고려할 수 있는 조직이다. 그 복잡한 이해관계 속에서 계약서 없이 출발하는 것은 엔진 오일도 없이 자동차를 운전하는 것과 다르지 않다.

다음 편에서는 공동 개원 계약서에 실제로 어떤 내용이 반드시 포함되어야 하는지, 어떤 실수가 가장 치명적인 결과를 낳는지 그리고 우리가 지난 시간 동안 겪은 교훈을 어떻게 문서화할 수 있을지를 이야기할 예정이다. 처음과 끝이 모두 계약서에 달려 있다는 사실을 기억해야 한다. 지금, 당신의 병원은 계약서로부터 안전한가?

핵심 요약

1. 계약서를 쓰는 문화가 아직 어색한 한국 사회에서 공동 개원은 더욱 계약의 중요성이 크다.
2. 사적 자치의 원칙에 따라 제대로 된 계약서만 있어도 분쟁의 대부분은 사전에 차단 가능하다.
3. 계약 부재 또는 형식적 작성은 분배, 탈퇴, 건강 문제 등에서 갈등을 초래하며 실제 법적 분쟁으로 이어진다.
4. 계약서는 신뢰를 전제로 한 관계의 안전장치이며, 공동 개원의 복잡한 이해관계를 정리해 주는 기본 문서다.

벤치마킹 적용 포인트

1. 공동 개원 전, 계약서 작성을 필수 절차로 인식하라.
2. 사적 자치의 원칙에 근거하여 계약 내용을 구체적으로 명문화하라.
3. '믿음이 있으면 계약이 필요 없다'는 오해를 버리고 믿음을 문서화하라.
4. 분배, 탈퇴, 휴직 등 핵심 쟁점에 대한 조항을 빠짐없이 포함시켜라.
5. 인터넷 양식이나 구두 합의가 아닌, 병원의 특수성과 운영구조를 반영한 계약서를 준비하라.

memo

우리 병원에 적용해 보기

공동 개원 계약서

공동 개원 계약서에는 공식적인 양식이 없다. 대부분 컨설팅 업체나 주변 사례를 참고하거나, 다른 병원에서 사용했던 계약서를 수정해서 사용하는 경우가 많다. 그러나 계약서는 단순한 서류가 아니라 공동 개원의 미래를 설계하는 설계도이다. 그만큼 당사자 간의 현실과 비전을 충분히 반영해 작성되어야 한다. 중요한 점은 계약서는 문제가 생긴 이후에 작성하는 것이 아니라 문제가 생기기 전에 작성해야 한다는 사실이다. 그것도 가장 불편하고 극단적인 상황, 즉 최악의 시나리오를 상정해 써야 한다. 가장 흔한 최악의 시나리오는 동업자가 병원을 나가려고 하는 경우다. 당사자 중 한 명이 탈퇴를 원하거나 불가피하게 청산의 국면으로 접어드는 순간, 계약서의 존재 여부와 세부 내용은 병원의 생존과 직결된다.

계약서는 단순한 서류가 아니라 공동 개원의 미래를 설계하는 설계도이다.

계약서는 문제가 생긴 후가 아니라 생기기 전에 작성해야 한다.

의료계뿐 아니라 일반 기업에서도 이와 같은 상황은 흔하다. 예컨대 공동 창업한 스타트업에서 지분 정산 기준이 애매하게 정리되어 있을 경우, 한 사람의 탈퇴가 회사를 마비시키기도 한다. 이혼 소송에서 혼인 중 공동으로 취득한 재산에 대한 정리가 어려워지는 것도 같은 원리다. 사전에 기준을 정해 놓지 않으면 감정에 기대어 문제를 해결할 수밖에 없다.

병원 경영도 마찬가지다. 자산 정산 기준이 모호하거나 병원의 상표권·영업권·권리금 등에 대한 정의가 없다면, 나가는 사람도 손해를 보고 남는 사람도 병원 운영 자체가 흔들리는 구조가 되어 버린다. 실제로 지분을 가진 원장이 갑자기 퇴사하며 지나치게 높은 금액을 요구해 남아 있는 원장들이 고심 끝에 병원을 접은 사례도 존재한다. 이 모든 것이 미리 준비된 계약서 한 장으로 막을 수 있는 상황이다.

사람이 아니라 시스템이 다투게 해야

동업이 깨지는 이유는 단순하다. '돈'이거나 '사람'이다. 대부분은 둘 중 하나고, 가끔은 둘 다다. 하지만 더 깊이 들여다보면 결국 그 근간은 불명확한 의사결정 체계와 책임의 경계다. 공동개원 초기에는 모든 원장이 열정적으로 참여하고 동등하게 의사결정에 참여하려 하지만, 시간이 흐르면서 자연스럽게 역할과 영향력에 차이가 생긴다. 어떤 원장은 매출이 많고, 어떤 원장은 인사관리에 능하며, 또 어떤 원장은 대외 커뮤니케이션에 강하다. 이 과정에서 대표원장이 자연스럽게 등장하게 되지만, 그 권한이 문서로 규정되지 않으면 갈등은 증폭된다.

사람이 싫어도 계약서에 명확하게 규정되어 있다면 누구도 불만을 내세우기 어렵다.

가장 좋은 구조는 사람 간의 감정이 아니라 시스템이 다투도록 만드는 것이다. 사람이 싫어도, 계약서에 명확하게 규정되어 있다면 누구도 불만을 내세우기 어렵다. 이를 위해 계약서에는 단순한 지분이나 수익배분 외에도 병원의 의사결정 구조, 책임 분담, 리스크 관리 방안을 함께 명시해야 한다.

이때 기존에 많이 이야기되는 계약 항목과는 조금 다른, 경영의 지속성과 협력 구조 유지에 초점을 맞춘 항목이 추가로 고려될 수 있다. 예를 들어 다음과 같은 내용이다.

- **의사결정의 우선권과 브레이크 권한:** 특정 사안에 대해 어느 원장에게 최종 결정권을 줄 것인지 혹은 소수 의견이 중대한 사안에 대해 '잠시 멈춤'을 요청할 수 있는 제도적 장치를 둘 것인지
- **중대한 병원 확장 및 투자에 대한 가부 기준:** 장비 구입이나 층 확장 등 일정 금액 이상의 투자에 대해 '절대다수 찬성'이나 '특정 원장의 동의' 같은 조건을 둘 수 있다.
- **외부 감사나 분기별 경영 보고의 의무:** 병원 운영의 투명성을 높이고, 원장 간 불신을 사전에 차단할 수 있는 장치다.
- **원장 간 인사 개입 제한 규정:** 특정 원장이 자신의 팀에 유리하게 인사권을 행사하는 것을 방지하기 위한 조항

이런 내용은 단순히 법적 분쟁을 막는 차원을 넘어, 병원이 안정적으로 굴러가게 만드는 경영 시스템의 기본 뼈대다. 또한 이런 조항은 법원 판례에서도 신뢰 관계를 유지하는 핵심 요소로 자주 언급된다.

공동 개원의 계약서란, 결국 갈등을 예방하고 신뢰를 지속시키는 구조를 만드는 도구다. 처음에는 '말로 다 되지'라고 생각할 수도 있다. 하지만 사람이 사람에게 실망하는 순간, 말은 힘을 잃는다. 그때 믿을 수 있는 것은 '말로 합의했던 내용을 문서로 남긴 계약서'뿐이다.

공동 개원의 계약서란, 결국 갈등을 예방하고 신뢰를 지속시키는 구조를 만드는 도구다.

공동 개원은 단순히 병원을 함께 여는 일이 아니라 함께 책임지는 일이다.

처음이 좋아야 끝도 좋다. 그러나 시작이 아무리 좋았더라도, 끝이 불명확하면 지금의 관계마저 망칠 수 있다. 공동 개원은 단순히 병원을 함께 여는 일이 아니라 함께 책임지는 일이다. 그 책임을 각자의 머릿속이 아니라 한 장의 문서로 공유하는 것, 그것이 계약서다.

계약서에 포함되어야 할 주요 항목

1. 개원의 목적, 경영 철학, 비전: 공동 개원의 지향점, 진료 철학, 병원의 비전 명시
2. 동업자의 자격: 참여 요건, 자격 조건, 제외 대상 등에 대한 기준 설정
3. 출자 방식 및 지분 구조: 초기 투자금, 지분율, 추가 투자 방식 등 구체화
4. 의사결정 구조 및 방식: 공동 의사결정 절차, 다수결 원칙, 브레이크 제도 포함
5. 대표원장의 권한 및 역할: 대표원장 선출 방식, 임기, 권한 범위와 한계
6. 진료 과목 및 환자 배분 기준: 진료영역 구분, 환자 소개 및 분배 원칙 명시
7. 근무 기준: 진료 시간, 주간 근무 일수, 휴가 사용 원칙 등
8. 수익배분 기준: 매출 기반, 지분 기반, 인센티브 방식 등 구체화
9. 병원 공통 자산에 대한 운영 규정: 장비, 시설, 재료, 브랜

드 및 상표권의 소유와 사용 기준

10. 공동기금(예비비) 적립 및 사용 원칙: 월급제 설정 여부, 적립 비율, 사용 우선순위 명시
11. 중대한 투자 및 확장 결정 기준: 일정 금액 이상 지출에 대한 동의 요건, 절차
12. 외부 감사 및 경영 투명성 확보 조항: 정기 회계 보고, 외부 회계 검토, 공용 계좌 운영 등
13. 인사권 및 조직 운영에 대한 제한 조항: 원장 개별 개입 제한, 팀 편중 방지 원칙
14. 신규 동업자 영입 방식: 기존 원장 동의 기준, 평가 절차, 지분 조정 원칙
15. 계약 위반 시 제재 및 분쟁 해결 방식: 위반 시 책임, 손해배상, 중재 절차 등 명확화
16. 동업자의 신체적 리스크에 대한 규정: 사고, 장애, 사망 발생 시 지분 처리 및 대리인 지정
17. 은퇴 시점 및 방식: 정년 기준, 은퇴 절차, 퇴직금 또는 청산 방식
18. 지분 매각 및 제삼자 매입 제한: 외부 매각 금지 조항, 우선 매수권 등 사전 합의
19. 탈퇴, 해지, 청산 규정: 자발적 탈퇴 및 비자발적 퇴출 요건, 청산 방식, 자산 평가 기준
20. 이해관계 충돌 발생 시 중재 절차: 제삼자 중재인 지정, 순차적 조정 프로세스

이러한 항목은 계약서라는 문서가 단순한 형식이 아니라 공동 개원의 철학과 지속성을 담아내는 실질적 도구가 되게 만든다.

춘천예치과 공동 개원 계약서 예시

동 업 계 약 서

제1절 전 문

○○○ 외 0인(이하 "기존 파트너"라 통칭한다)은 ○○○에 소재한 사업자등록번호: 000, 요양기관번호: 000을 부여받은 춘천예치과 의원(이하 "춘천예치과"라 한다)을 운영하고 있다. ○○○(이하 "신규 파트너"라 통칭한다)은 위 춘천예치과에 현금 및 노무를 출자하여 공동으로 춘천예치과를 운영하고자 한다. 기존 및 신규 파트너는 춘천예치과를 공동 운영함으로써 시너지를 창출하여 진료영역을 확장하고 이를 통하여 춘천예치과를 대한민국 최고의 치과의원으로 발전시키고자 한다.

기존 및 신규 파트너는『춘천예치과에 대한 공동투자 및 운영』에 관하여 상호 신의성실 원칙에 입각하여 다음과 같이 동업계약(이하 "본 계약"이라 한다)을 체결하기로 한다.

제2절 계약 체결의 주요 전제사실 및 계약용어 정의

제1조 [계약의 목적]

본 계약은『기존 파트너가 운영하는 춘천예치과에 신규 파트너가 현금과 노무를 출자하고, 기존 및 신규 파트너가 춘천예치과를 공동으로 운영』함에 관하여 필요한 제반 권리·의무 및 법률관계를 규정하고, 파트너 간의 경제적 이익을 보호함을 목적으로 한다.

제2조 [정의]

① 제3조의 ***"동업관계"***라 함은 공동으로 운영을 하는 것을 의미하

고, 운영에는 직접적인 개입이 되어 있지 않더라도 수익 분배 약정을 하는 경우도 포함한다.

② 제5조의 ***"추가출자"***라 함은 최초의 현금출자 이후에 노무출자를 제외한 추가적인 현금 및 현물출자를 의미한다.

③ 제14조의 ***"병원 운영 관련 일반 채무"***라 함은 병원을 운영하는 과정에서 영업행위 및 각종의 계약체결 등으로 인하여 발생하는 채무를 의미하는 것으로, 대여금 채무, 리스계약과 관련된 채무, 물품매매대금채무 등을 포함하지만 이에 한정되지는 아니한다.

④ 제15조의 ***"불법행위에 기한 채무"***라 함은 계약체결로 인하여 발생하는 채무가 아니라, 불법·위법행위로 인하여 상대방에게 부담하는 손해배상채무 등을 의미하는 것으로 여기에는 의료사고에 기한 손해배상금 및 합의금을 포함한다.

⑤ 제15조의 ***"의료분쟁"***이라 함은 실제 의료과실의 여부와 무관하게 진료결과에 대한 환자와의 분쟁을 의미한다.

제3조 [진술 및 보장]

기존 및 신규 파트너는 아래와 같은 내용에 대하여 진술·보장한다.

1. 기존 및 신규 파트너는 현재까지 치과의원 운영 및 진료행위에 지장을 초래할 불법적인 행위를 한 사실이 없다.
2. 기존 파트너가 춘천예치과와 관련하여 신규 파트너에게 공개한 채무 이외에 숨겨진 채무가 없다.
3. 기존 및 신규 파트너는 춘천예치과를 동업하여 운영하는 것에 장애를 야기하는 소송이 제기된 사실이나 행정처분을 받은 사실이 없다.
4. 기존 및 신규 파트너는 본 계약을 통해 형성되는 동업관계를 제외하고는 치과 의료기관 운영 등과 관련하여 다른 동업관계가 없다.
5. 춘천예치과와 관련된 상표 및 서비스표, 상호에 대한 권리는 기존 파트너가 보유한다. 본 계약의 체결이 기존 파트너의 해당 지식재산권에 대한 소유권에 영향을 미치지 아니한다.
6. 춘천예치과의 기존 제반 시설 및 장비에 대한 권리는 기존 파트너가 보유한다. 본 계약의 체결이 기존 파트너의 해당 자산에 대한 소유권에 영향을 미치지 아니한다.

제3절 당사자의 역할 및 출자의무

제4조 [진료 분야]

① 기존 파트너는 춘천예치과 경영 전반 및 모든 치과 진료를 수행하고 관리하며, 신규 파트너는 협의된 진료를 수행하고 관리한다.

② 기존 및 신규 파트너들은 서로의 진료 분야가 시너지를 낼 수 있도록 협의를 통하여 분야를 조정한다.

③ 진료 분야에 대하여 제2항의 협의가 되지 않을 경우 기존과 신규 파트너의 과반수 이상의 찬성으로 분야를 결정한다.

제5조 [출자 의무 등]

① 기존 및 신규 파트너는 춘천예치과의 운영에 필요한 자금 및 자산을 마련하기 위하여 각 출자의무를 부담한다.

② 기존 파트너는 기존 춘천예치과의 인테리어 및 집기의 현물출자의무 및 노무출자의무를 부담하였고, 이에 대한 권리는 기존 파트너가 보유한다.

③ 각 신규 파트너는 춘천예치과의 아래 명시된 계좌로 금000원을 출자금으로 지급하고, 또한 노무출자의무를 부담한다.

- 아래 계좌: ○○은행 0000-000000

④ 기존 및 신규 파트너가 춘천예치과에 대한 추가 출자를 합의한 경우, 그 추가 합의내용에 관한 계약서를 작성하고 본 계약의 내용을 수정한다.

제6조 [노무 출자]

① 기존 및 신규 파트너는 평일, 주말 및 공휴일의 구분 없이 월요일부터 일요일까지 주32시간 이상의 치과 진료의 노무를 제공하되, 유동성 있게 진료 시간을 조절할 수 있다. 다만, 1주간 32시간 미만으로 노무를 제공하려는 경우 원장 경영 회의 구성원 전원의 승인을 얻어야 한다.

② 기존 및 신규 파트너는 영업일(휴일과 휴무일 제외) 중 최대 20일을 휴가로 사용할 수 있다.

제7조 [추가 출자 시 처리방안]

① 제5조의 추가 출자에 대하여 기존 및 신규 파트너가 모두 합의한 경우, 계약 조건 등에 대해서는 다시 협의하여 정하기로 한다. 단, 오해 및 분쟁 등을 방지하기 위하여 별도의 서면으로 합의하여야 하고, 별도의 서면 합의가 없다면 기존 계약만이 유효한 것으로 본다.
② 추가적으로 새롭게 시설 및 장비를 구입하는 경우 이에 대해서는 기존 파트너와 신규 파트너의 비용과 책임으로 하고, 본 계약 종료 시 이에 대한 소유권은 기존 파트너와 신규 파트너에게 지분에 따라 귀속되는 것으로 한다.

제8조 [지분 등]

① ○○○의 각각의 지분율은 15%로 한다.
② ○○○의 각각의 지분율은 10%로 한다.
③ 기존 파트너와 신규 파트너는 춘천예치과의 공동 원장으로 부임하되, 신규 파트너는 수익배분에 관한 권리와 의사결정권만을 보유하고, 그 외에 기존 병원 자산에 대하여는 기존 파트너가 소유권을 갖는다. 단, 제5조 제3항의 출자의무가 완성이 된 후 신규 파트너의 소유권에 대하여 원장 경영(파트너) 회의를 개최키로 한다.
④ 춘천예치과의 사업자등록은 기존 파트너와 신규 파트너의 공동 명의로 한다.

제4절 병원 운영에 관한 합의

제9조 [업무집행]

① 기존 파트너와 신규 파트너 중 선출된 '경영 총괄 원장(파트너)'이 춘천예치과 경영 전반(의원 운영, 세무, 채무관계, 보험 등)을 담당하고, 그에 대한 의사결정을 한다.
② 기존 파트너와 신규 파트너 전원으로 구성된 '원장(파트너) 경영 회의'를 둔다.
③ '원장 경영(파트너) 회의'에서 기존 파트너와 신규 파트너는 춘천예치과 운영에 관한 의견을 개진할 수 있으며, 상호 의견을 존중한다. 그러나 의견의 충돌이 있는 경우 최종적으로 기존과 신규 파트너의 과반수 이상의 찬성으로 결정한다.

④ '경영 총괄 원장(파트너)'의 선출 방법과 업무 범위에 대해서는 별도의 내부 규정을 두기로 한다.
⑤ '원장 경영(파트너) 회의'의 운영과 의사결정 방식에 대하여 더 자세한 사항은 별도의 내부 규정에서 규율하기로 한다.

제10조 [수익분배 및 비용부담]

① 신규 파트너는 기존 파트너에게 신규 파트너의 진료분야 '매출'에 대해 수익배분을 요구할 수 있다.
② 신규 파트너의 수익배분은 아래의 기준에 의한다.
  1. 신규 파트너는 영업이익의 00%를 수익분배액으로 지급한다.
  2. 위 1.의 영업이익은 [월매출액-월비용(공동운영자금(매출에 비례로 산정)+기공료+재료비+인건비(4대보험료 포함)+팀별회식비 등)]을 기준으로 하여 산정한다.
③ 기존 파트너는 위 수익배분 기준에 따라 매월 말일에 정산을 하고, 다음 달 02일 신규 파트너가 지정하는 아래의 계좌로 정산금액을 입금한다.
  - 지정계좌: ○○은행 000-0000
  - 기존 및 신규 파트너는 춘천예치과의 투명한 경영을 위하여 경영지원부 담당자에게 자신의 매출을 보고하여야 한다.
  3. 기존 및 신규 파트너는 제3항의 매출 보고를 위하여 진료매출 금액을 확인할 수 있고, 경영지원부 담당자에게 춘천예치과의 장부 및 계좌의 열람을 요청할 수 있다.

제11조 [당연 승계]

본 계약 당사자는 당사자 일방의 지위가 합병, 영업양수도, 경영위임 등의 사유로 변동이 있는 경우에 영업양수인 및 경영수탁인 등으로 하여금 이건 계약상 권리 및 의무를 승계하는 것에 동의하도록 할 책임이 있다.

제12조 [신의성실 및 상호협조]

① 기존 및 신규 파트너는 신의를 가지고 본 계약의 각 조항을 성실하게 이행하여야 한다.
② 기존 및 신규 파트너는 병원 운영을 위해 상대방의 요청이 있을

때는 그에 협조하여야 한다.

제13조 [개인정보보호 등]

① 기존 및 신규 파트너는 환자 정보 등 개인정보를 "정보통신망 이용촉진 및 정보보호에 관한 법률"상의 개인정보 보호규정 등 관련 법령을 준수하여 보호하여야 하며, 본 계약에서 정한 목적 외에 수집된 개인정보가 각 개인의 동의 없이 도용·유출되는 것을 절대 금한다. 만약 이를 제대로 이행하지 아니하여 발생되는 문제에 대해서 책임이 있는 당사자가 전적으로 책임을 진다.

② 제1항은 본 계약이 해지 또는 기간 만료 등 기타 사유로 종료된 후에도 효력을 가진다.

제5절 채무 및 책임 등에 관한 합의

제14조 [병원 운영 관련 일반 채무]

① 병원 운영 관련 일반 채무는 본 계약 체결 전에 발생한 부분은 기존 파트너가, 계약 체결 이후에 발생한 것은 기존 및 신규 파트너의 비용과 책임으로 변제하여야 한다.

② 기존 및 신규 파트너는 채권자의 압류나 가압류, 강제경매개시 등으로 인하여 병원 운영에 지장을 초래하는 상황이 초래될 위험이 있는 경우 즉시 기존 및 신규 파트너 모두에게 통보하여야 한다.

제15조 [불법행위에 기한 채무 및 벌금 등]

① 본 계약 체결 전에 발생한 불법행위에 기한 손해배상채무 등은 모두 기존 파트너가 자신의 비용과 책임으로 변제하여야 한다.

② 본 계약 체결 전에 행해진 행위로 인하여 보건복지부 등 관련 행정청으로부터 과징금 처분이나 환수처분 등을 받거나 벌금을 부과처분을 받는 경우, 기존 파트너가 자신의 비용과 책임으로 변제하여야 한다.

③ 본 계약 체결 이후, 의료분쟁이 발생하여 손해배상금 및 관련 제반비용(변호사 선임비, 합의금 등)을 지출하는 경우에는 의료사고손해보험으로 처리하고, 이 보험에서 지급되지 않는 비용은 의료분쟁을 야기한 책임이 있는 파트너가 부담한다.

④ 본 계약 체결 이후, 의료법 및 건강보험법 등 관련 법령을 위반하여 행정처분이나 형사처벌을 받게 되어, 과징금 및 벌금을 납부하여야 하거나 변호사 선임비 등 법률비용을 지출하여야 하는 경우 귀책 파트너가 자신의 비용과 책임으로 해결한다.

⑤ 본 계약이 종료된 이후에도, 원인이 된 행위가 본 계약이 유효한 기간 동안에 행해진 경우에는 귀책 파트너가 자신의 비용과 책임으로 해결한다.

제16조 [세금 부담]

① 기존 및 신규 파트너는 매출 비율에 따라 세금을 부담한다.

② 기존 및 신규 파트너의 (근로)소득세 연말정산 시 납부 또는 환급한 세금이 있는 경우, 그 세금은 해당 당사자가 납부하거나 환급받는다.

제6절 계약관계의 변경

제17조 [계약관계의 변경]

① 제5조, 제10조에서 정한 출자금, 수익분배에 대한 사항은 당사자 간의 합의로 변경할 수 있다.

② 계약 내용이 진정으로 변경되는 것과 세금납부 및 사업자등록 등을 위해서 별도의 이면계약서를 작성하는 경우를 구분하기 위해서, 변경계약서를 체결하는 경우에는 반드시 원계약서인 본 계약서를 변경계약서에서 특정하여 변경의 취지 및 변경의 내용 등을 기재하여야 한다.

제18조 [동업자의 추가]

① 본 동업계약의 당사자 외에 제삼자가 금전 등을 출자하여 본 동업관계에 가입하기를 원하는 경우, 이를 수용할지 여부는 기존 및 신규 파트너 간 합의로 정하고, 제삼자를 포함한 동업계약서를 새로 작성한다.

② 동업자 추가에 이견이 있는 경우 기존 파트너의 전원의 찬성으로 결정한다.

제19조 [병원의 이전]

① 춘천예치과를 이전하거나 춘천예치과를 폐업하고 새로 치과를 개원하더라도, 본 계약은 유지되는 것으로 한다.

② 병원 이전에 관한 비용은 원칙적으로는 기존 및 신규 파트너가 지분율에 따라 부담하기로 한다.

③ 제1항에도 불구하고, 치과의원 이전으로 인해 동업자가 추가되는 등 계약관계가 변경되는 경우 그에 대한 동업계약서를 새로 작성한다.

제20조 [계약상 지위 양도금지]

본 계약의 당사자는 상대방의 서면동의 없이 본 계약상 지위 및 본 계약에 의하여 취득하는 제반권리, 의무를 제삼자에게 제공하거나 양도, 이전, 재위임 기타 여하한 처분을 할 수 없다.

제7절 기간과 해지

제21조 [계약기간]

① 본 계약의 계약기간은 본 계약의 체결일로부터 5년간 존속한다.

② 계약기간 만료시점 1개월 전까지 당사자 간에 계약 변경이나 수정 의견이 없는 경우 본 계약은 1년 단위로 자동 연장된 것으로 본다.

제22조 [계약효력 발생]

① 본 계약은 체결일부터 효력이 발생하는 것으로 한다. 단, 기존 및 신규 파트너가 본 계약 체결일 이전에 동업운영을 하기로 하여 이미 결정된 부분에 대해서는 그 합의를 한 날부터 계약의 효력이 소급하여 발생하게 할 수 있다.

② 기존 및 신규 파트너는 세무서 제출용 계약서를 필요에 의해서 작성할 수 있다. 다만 세무서 제출용 계약서의 내용은 당사자 간 효력이 없고, 기존 및 신규 파트너의 동업에 있어서는 본 계약서의 내용이 실질 적용된다.

제23조 [계약해지]

① 계약의 일방 당사자의 일방적인 의사에 의해 본 계약을 해지할 수 없고, 당사자 전원이 상호 합의한 경우에만 본 계약을 해지할 수 있으며, 합의 해지를 원하는 당사자는 상대방에게 적어도 원하는 종료시기의 3개월 전에는 그 내용을 통지(내용증명서면 또는 이메일)하여야 한다.

② 다만 계약의 일방 당사자는 상대방에 대하여 다음 각호의 사유가 발생하였을 경우 즉시 계약을 해지할 수 있다.

- 영업정지, 영업취소 등의 행정처분을 받은 경우
- 상대방의 동의 없이 계약상 권리 및 의무를 위임, 양도, 이전 또는 담보로 제공한 경우
- 기타의 사유로 인하여 본 계약을 이행할 수 없는 사실이 객관적으로 명백하게 확정된 경우

③ 계약의 일방 당사자는 상대방이 전항 및 전항 이외의 계약사항을 위반하는 경우, 30일을 초과하지 않는 범위 내에서 그 위반을 시정하기 위한 상당한 기간을 정하여 이의 시정을 요구할 수 있고, 그 기간 내에 시정이 이뤄지지 않으면 계약을 해지할 수 있다. 단, 상대방이 시정요구를 거절할 의사를 명백히 표시한 경우에는 즉시 계약을 해지할 수 있다.

④ 본 계약의 해지는 손해배상의 청구에 영향을 미치지 않는다.

제24조 [제명]

① 기존 및 신규 파트너의 제명은 다음 각호의 사유가 있는 때에 한하여 원장(파트너) 경영 회의에서 제명 대상자인 파트너를 제외한 다른 파트너 전원의 합의로 결정하며, 제명된 기존 및 신규 파트너는 본 계약 동업관계에서 탈퇴된다. 기존 및 신규 파트너가 본 계약상 의무를 위반하여 30일 내의 기간을 정하여 본 계약상 의무를 이행할 것으로 최고 받았음에도 불구하고 그 의무를 이행하지 않는 경우에는 제명 사유가 있는 것으로 본다.

- 신체적 또는 정신적 건강상의 결함으로 인하여 더 이상 본 계약상의 의무를 이행할 수 없는 경우
- 장기간 불성실하게 노무를 제공하거나, 장기간 동안 나머지

파트너에 비해 현저히 낮은 매출을 기록하는 등 본 계약상의 의무를 성실하게 이행하지 않거나 이행할 능력이 없음이 명백하게 인정되는 경우

- 위 각호의 사유에 준하는 사유로서 본 계약을 이행할 수 없는 사실이 객관적으로 명백한 경우

② 제1항의 제명으로 인한 탈퇴는 손해배상의 청구에 영향을 미치지 않는다.

제8절 계약 종료 후 정산 및 퇴직금

제25조 [계약 종료 후 정산 등]

① 본 계약이 계약기간 만료로 종료되는 경우, 기존 및 신규 파트너는 지분율에 따라 정산되지 않은 수익배분 금액에서 본 계약에서 정한 비용을 공제한 후의 금액을 정산받는다.

② 기존 파트너는 계약을 해지하고 본 계약 동업관계에서 탈퇴하는 경우 본 계약 체결 전의 춘천예치과 자산에 대해서 별도 합의된 내용의 정산을 요구할 수 있고, 기존 및 신규 파트너는 제26조 제1항에 따른 퇴직금 규정에 따른 정산을 요구할 수 있다.

③ 본 계약 종료 이후 춘천예치과의 재산 및 상호, 환자에 대한 데이터베이스 등에 대한 권리는 모두 기존 파트너가 보유한다.

④ 본 계약 종료 이후 기존 또는 신규 파트너가 자기 또는 제삼자의 계산으로 '춘천예치과'와 동종 업종의 사업체를 설립 또는 운영하거나 동종 업종을 운영하는 제삼자의 피용인이 되는 것을 금지하지 않는다. 다만, 신규 파트너는 자기 또는 제삼자의 계산으로 계약 종료시점으로부터 2년간 춘천예치과의 소재지 반경 1킬로미터 내에 동종 업종의 사업체를 설립 또는 운영할 수 없으며, 동종 업종을 운영하는 제삼자의 피용인이 될 수 없다.

제26조 [퇴직 및 퇴직금의 산정]

① 기존 및 신규 파트너는 60-65세 사이에 적정한 시점을 퇴직시점으로 스스로 선택할 수 있다.

② 기존 및 신규 파트너가 60세 이전에 퇴직한 경우 아래 항들에서

규정하는 퇴직금을 지급받을 수 없다.

③ 제25조 제2항에 따른 퇴직금은 본조 제4항에 의해 정해질 기준에 따라 적립된 퇴직금 충당액 전액 중 퇴직 파트너의 근속 연한에 비례하여 지급받기로 한다.

④ 본조 제3항에 따른 퇴직금의 재원은 본 계약의 체결로부터 5년 이후 새로운 계약서를 통하여 결정하기로 한다.

제9절 손해배상

제27조 [손해배상 및 면책의무]

① 제15조의 불법행위 손해배상은 본 조의 내용과 병존한다.

② 본 계약의 파트너가 본 계약을 위반하거나 기타 고의 또는 과실로 다른 파트너에게 손해를 발생하게 하는 경우, 귀책파트너는 다른 파트너에게 끼친 손해를 배상하여야 한다.

③ 본 계약의 파트너가 보건의료 관계법령을 위반하여 자격정지나 업무정지 등의 행정처분을 받게 되어, 다른 파트너에게 손해를 발생하게 하는 경우, 귀책 파트너는 다른 파트너의 손해를 배상하여야 한다.

④ 본 계약의 파트너가 본 계약을 위반하거나 기타 고의 또는 과실로 제삼자에게 손해를 발생시키거나 분쟁을 야기하는 경우, 귀책 파트너는 자신의 비용과 책임으로 일체의 손해를 배상하거나 분쟁을 해결하여 다른 파트너를 면책시켜야 한다.

⑤ 제1항부터 제4항까지는 일방 당사자가 탈퇴한 이후에도 적용된다.

제28조 [불가항력]

① 본 계약의 파트너가 천재지변, 내란, 소요, 전쟁 등 불가항력적인 원인에 의하여 본 계약상 의무의 전부 또는 일부를 이행하지 못하게 된 경우 다른 파트너들에게 그 사실을 즉시 서면으로 통지하여야 하며, 서면통지를 한 경우에는 제27조의 규정에도 불구하고 불가항력적 사유가 지속되는 동안 계약 불이행 또는 지연에 대한 책임을 지지 아니한다.

② 파트너의 귀책사유 없이 행정청으로부터 행정지도를 받거나, 기존 및 신규 파트너가 본 계약 체결 시 인지하지 못하였던 법률상 제한 등으로 인하여 발생한 손해에 대해서는 제27조의 규정에도 불구하고 서로 책임을 지지 아니한다.

제10절 분쟁해결

제29조 완전합의

본 계약은 기존 및 신규 파트너의 병원 동업에 관한 기본적이고 최종적인 합의사항을 규정한 것으로 이 계약 이전에 기존 및 신규 파트너가 체결한 모든 구두 또는 문서에 의한 합의에 우선한다.

제30조 분쟁해결 및 관할법원

① 본 계약서에 명시되지 아니한 사항이나 해석상 불분명한 사항에 대해서는 관련법규 및 규정, 일반적인 상관례에 따라 상호 호혜적 입장에서 당사자 간에 협의하여 결정한다.

② 당사자 사이의 분쟁이 우호적으로 해결되지 않을 경우, 관련 법률상 춘천예치과 주소를 관할하는 법원을 관할법원으로 하여 분쟁을 해결한다.

제11절 기 타

제31조 [신의성실 및 상호협조]

파트너들은 신의를 가지고 본 계약의 각 조항을 성실하게 이행하여야 한다.

제32조 [계약 변경]

본 계약에 대한 계약조건 변경에 관한 내용은 상호 서명이 없으면 이를 무효로 하고, 서면합의에 의하지 아니하고는 본 계약의 내용을 변경할 수 없다.

제33조 [계약의 일부무효]

본 계약의 일부 조항이 강행규정 등에 위배되어 무효가 되더라도, 이는 본 계약서의 다른 조항의 효력 여부에 영향을 미치지 않는다. 단, 일부 조항이 무효가 되는 경우 계약의 목적을 달성할 수 없음이 객관적으로 명백한 경우에는 전체 계약을 무효로 한다.

제34조 [독립채산제 방식에 대한 합의]

춘천예치과 내부에서 각 과에 따른 독립채산제 방식에 대해서는 본 계약에 포함하지 않았으며, 필요한 경우 별도의 계약을 체결하기로 한다.

본 계약의 체결사실 및 계약 내용을 증명하기 위하여 계약서 9부를 작성하여 기존 및 신규 파트너는 각각 서명 또는 날인한 후 각 1부씩 보관한다.

0000년 00월 00일

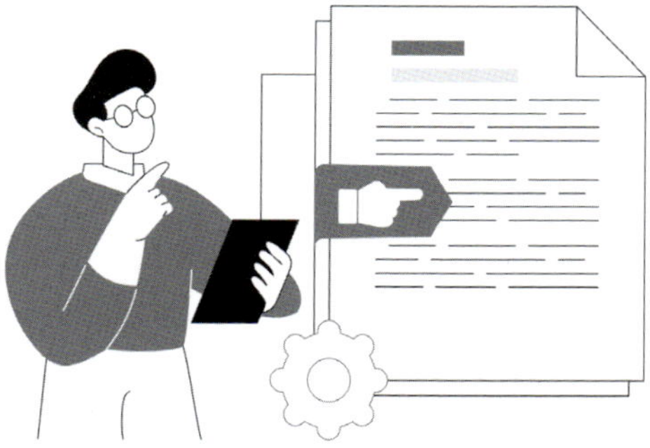

핵심 요약

1. 공동 개원의 계약서는 단순한 법적 문서가 아니라 병원의 지속 가능한 경영 구조를 설계하는 도구이다.
2. 계약서는 '최악의 상황'을 가정하여 사전에 작성해야 하며, 가장 빈번한 갈등은 탈퇴와 청산 과정에서 발생한다.
3. 갈등은 대부분 '돈'과 '사람'에서 비롯되며, 이를 방지하려면 사람 간의 감정 대신 시스템이 문제를 다루는 구조가 필요하다.
4. 의사결정 구조, 인사 개입 제한, 경영 보고 등 시스템 기반 조항이 포함되어야 병원의 신뢰와 협업이 지속된다.
5. 20개 핵심 항목은 병원의 비전부터 해지·청산에 이르기까지 공동 개원 전 과정의 원칙을 문서화하는 기준이 된다.

벤치마킹 적용 포인트

1. 계약서 작성을 공동 개원의 '출발선'으로 삼아라.
2. 사람이 아닌 시스템이 문제를 해결하도록 계약 조항을 설계하라.
3. '만약'을 대비해 탈퇴·청산·위반 상황까지 조항으로 명확히 담아라.
4. 대표원장의 권한, 인사 개입 제한, 감사 및 투명성 항목을 구체적으로 포함시켜라.
5. 병원의 정체성과 지속 가능성을 함께 담는 계약서를 작성하라.

memo

우리 병원에 적용해 보기

성장곡선

'수명주기' 혹은 '생애주기'라는 개념은 원래 사람에게 적용되었지만, 이제는 가족, 상품, 기업, 조직 등 거의 모든 영역에서 그 존재가 인정된다. 가족은 독신기부터 시작해 고독 생존기로 이어지며, 상품과 서비스는 도입기-성장기-성숙기-쇠퇴기를 겪는다. 공동 개원 병원도 예외는 아니다. 단순한 사업체가 아닌 여러 명의 의료인이 협력하는 고유의 조직 구조이기 때문에 그 안에는 '의료서비스'라는 상품의 주기, '병원'이라는 조직의 성장 주기 그리고 '사람'이라는 관계의 흐름이 동시에 존재한다.

공동 개원 병원의 라이프사이클은 대체로 도입기-성장기-성숙기-과잉성숙기-쇠퇴기라는 단계를 거친다. 도입기에는 병원의 정체성을 세우고 환자의 발길을 끌기 위한 마케팅과 브랜딩에 집중해야 한다. 환자 수가 늘어나고 재진율이 안정화되면서 성장기에 진입하면, 기존 환자의 만족과 시스템 정비에 초점을 두어야 한다. 이때 병원의 모든 자원은 '신뢰 구축'이라는 키워드 아래 효율적으로 재배치된다.

공동 개원 병원의 라이프사이클은 도입기-성장기-성숙기-과잉성숙기-쇠퇴기의 흐름을 따른다.

공동 개원의 진정한 시험대는 성숙기에 놓인다. 매출과 인력이 안정적이고, 진료 시스템과 조직문화도 자리를 잡는다. 그러나 진짜 위기는 성숙기 이후의 '과잉성숙기'에 나타난다.

병원의 수명주기는 여기서 끝나지 않는다. 진짜 위기는 다음 단계인 '과잉성숙기'에서 나타난다. 정체된 매출, 반복되는 진료, 뚜렷한 차별점 없는 서비스, 파트너 간 비전의 불일치가 병원을 내부에서부터 갉아먹기 시작한다. '이 정도면 유지된다'는 방심이 큰 위험을 만드는 시점이기도 하다. 어떤 열매도 너무 익으면 썩듯, 병원 역시 성숙기에 안주하면 곧 쇠퇴기에 접어든다.

확장할 것인가, 내실을 다질 것인가, 그것이 공동 개원 병원의 갈림길이다.

이 시점에서 공동 개원의 갈림길은 명확하다. 확장할 것인가, 내실을 다질 것인가.

내실과 확장

성숙기에 접어든 병원은 자연스럽게 다음 스텝을 고민하게 된다. 병원 매출은 안정적이고, 환자 수는 꾸준하며, 시스템은 잘 굴러간다. 이때 병원은 두 방향 중 하나를 택하게 된다. 더 커질 것인가, 더 깊어질 것인가.

확장을 선택하면 외형은 커지고 수익도 늘 수 있다. 새로운 공간 확보, 진료 인력 확충, 장비 업그레이드 등이 동반되며, 브랜드 가치 역시 상승한다. 하지만 리스크도 커진다. 비용은 눈덩이처럼 불어나고, 공동 개원의 특성상 의사결정은 더욱 복잡해진다. 조직은 수평에서 수직 구조로 바뀔 가능성이 높아지고, 의사 간 거리도 멀어진다. 이때 중요한 것은 단순한 동의가 아니라 철학적 합의다. '왜 우리는 이 병원을 더 키워야 하는가'에 대한 명확한 질문과 답이 있어야 한다.

반면 내실을 다지는 길을 선택하면 기존 시스템의 정비, 조직

문화의 강화, 직원 복지의 개선, 환자 만족도 향상에 집중할 수 있다. 겉으로 보기에 '정체'처럼 보일 수 있지만 내면은 단단해진다. 내실은 병원의 체력을 키우는 과정이고, 성장은 달리기를 위해 근육을 붙이는 일이다. 문제는 이 두 방향 중 하나를 반드시 선택해야 한다는 강박이다. 사실 병원 경영은 흑백논리가 아니다. 확장하되 내실을 놓치지 않고, 내실을 다지되 미래를 위한 작은 확장 포인트를 유지해야 한다.

병원의 체력을 키우는 일과 미래를 준비하는 일은 동시에 병행될 수 있다.

공동 개원 병원은 단독 개원과는 달리, 모든 의사결정이 협의 구조를 통해 이뤄진다. 그래서 이 라이프사이클별 경영 전략은 '합의'가 선행되어야 한다. 그렇기에 성장–성숙–과잉성숙 사이를 오가는 순간마다 공동의 비전을 다시 확인하고 재설정하는 과정이 중요하다. 이를 위해 다음과 같은 실질적인 방법을 고려할 수 있다.

공동 개원 병원은 모든 의사결정이 '합의' 구조를 통해 이뤄지기 때문에 성장단계마다 비전 점검이 필요하다.

1. 3~5년 주기의 비전 워크숍 개최

병원의 철학과 목표를 점검하고, 외부 환경과 내부 변화에 따라 필요한 방향을 논의한다.

2. 조직 구조 및 진료권 조정 검토

진료 파트 간의 불균형, 과부하, 효율성 문제 등을 다시 조율한다.

3. 환자군 변화에 따른 전략 재설정

연령, 수요, 지역 특성에 따라 타깃 환자층의 변화에 민감하게 대응한다.

4. 마케팅 및 서비스 방향 재정립

기존 광고나 홍보 방식, 상담·접수·관리 흐름 등을 개선하거나 새로운 전략을 도입한다.

5. 신규 분야 확장 또는 기존 진료영역의 정비

치료법 추가 또는 축소, 특화 진료 도입 등을 통해 차별화 포인트를 강화한다.

6. 신규 동업자 영입 기준과 방식 재정비

병원 철학과 합치되는 인물을 찾고, 기존 원장들과의 관계 설정 방식도 조정한다.

이러한 구체적인 절차를 통해 병원의 철학이 흐려지지 않도록 관리하면서도, 모든 동업자가 방향성에 공감하며 함께 나아갈 수 있다.

공동 개원 병원의 라이프사이클별 핵심 과제 정리

단계	주요 과제	필요한 철학 및 실행 전략
도입기	병원 브랜딩, 인지도 확보, 지역 내 자리 잡기	존재의 이유 확립, 진료 정체성 수립, 초기 합의 기반 구축
성장기	환자 증가, 조직 체계화, 재방문율 상승	협업의 가치 실현, 인력 정비, 환자 중심 서비스 설계
성숙기	매출 안정화, 내부 문화 정착, 장기 전략 논의	지속 가능성 확보, 공동 비전 수립, 의사결정 시스템 정립
과잉 성숙기	비전 혼란, 정체, 매너리즘	리더십 재정비, 조직 리빌딩, 혁신적 시도 및 구조 전환 논의
쇠퇴기	환자 이탈, 조직 해체 위기, 갈등 심화	출구 전략 수립, 정리 또는 재탄생 계획 마련, 감정 관리

핵심 요약

1. 공동 개원 병원도 라이프사이클을 가지며 도입–성장–성숙–과잉성숙–쇠퇴 단계를 거친다.
2. 특히 과잉성숙기는 매출과 구조가 안정되지만 내부 에너지가 떨어지며 가장 큰 위기가 발생하는 시점이다.
3. 이 시기에 병원은 내실 강화 vs 확장이라는 갈림길에 선다.
4. 병원의 철학을 재점검하고 방향성을 다시 맞추기 위해 정기적인 비전 점검과 조직 재정비가 필요하다.
5. 내실과 확장은 흑백 선택이 아니라 균형의 문제이며, 모든 동업자가 공감하는 합의 기반 전략이 필수적이다.

벤치마킹 적용 포인트

1. 병원의 성장단계별 체크리스트를 마련하라 — 도입기, 성장기, 성숙기 등 단계마다 핵심 과제를 분명히 하자.
2. 3~5년 주기의 비전 워크숍을 정례화하라 — 철학과 방향성을 함께 점검할 수 있다.
3. 내실과 확장의 균형을 의식적으로 관리하라 — 내실 없이 확장은 위험하고, 확장 없는 내실은 정체될 수 있다.
4. 공동의 의사결정 시스템을 정비하라 — 병원은 여러 원장이 협의로 운영되는 조직임을 항상 기억해야 한다.
5. 과잉성숙기를 '쇠퇴의 전조'로 인식하고, 전환점을 미리 설계하라.

memo

우리 병원에 적용해 보기

공동 개원의 끝

공동 개원을 시작하는 순간, 대부분은 '시작'에만 집중하게 된다. 어떻게 병원을 세울 것인지, 어떤 철학과 방향으로 끌고 갈지, 초기 비용은 어떻게 나누고 수익은 어떻게 분배할지를 두고 많은 논의가 오간다. 하지만 아이러니하게도 '끝'을 준비하지 않은 시작은, 결국 그 끝에서 심각한 문제를 일으키곤 한다. 동업은 인간관계이면서도 계약관계이고, 병원의 생명력과도 맞닿아 있는 구조다. 공동 개원이기에 가능한 것이 있는 만큼, 공동 개원이기에 더 복잡하고 예민한 마무리를 요구받는다. 언젠가는 반드시 마주하게 될 그 '끝'을 준비하는 일은 시작만큼이나 중요하고 깊은 고민이 필요한 지점이다.

끝을 준비하지 않은 시작은 결국 그 끝에서 심각한 문제를 일으킨다.

끝을 상상할 수 있어야 시작이 완성된다

공동 개원의 마지막은 아직 경험하지 못했다. 하지만 늘 상상하고 고민해 왔다. 가능한 아름다운 마무리도 그려보지만, 때로는 가장 극단적인 상황까지도 가정해 본다. 그리고 이 두 가지를 모두 대비해 두어야 한다고 생각한다. 세상만사가 그렇듯 공동 병원의 지속 가능성은 어떻게 헤어지는지를 설계해 두는 데 달려 있다.

개원에도 시작이 있으면 끝이 있다. 중요한 것은 '헤어지는 방식'이다. 나가는 사람도 최대한 손해를 보지 않고, 남는 사람도 병원 운영에 부담을 떠안지 않아야 한다. 그래야 병원의 지속 가능성도 담보할 수 있다.

나홀로 개원의 경우 개원의가 세상을 떠나거나 병원을 접으면 자연스럽게 종료된다. 환자는 다른 병원을 찾고 병원은 문을 닫는다. 하지만 공동 개원은 그렇지 않다. 누군가 병원을 떠나더라도 병원은 운영되어야 하며, 남은 사람은 책임 있게 병원을 지켜야 한다. 공동 개원에서 가장 나쁜 시나리오는 나가는 사람이 지분을 챙기고 떠난 뒤, 남은 사람에게 큰 재정적 부담이 남는 경우다. 이런 식의 결말은 결국 병원의 존속을 위협하게 된다.

공동 개원의 가장 나쁜 시나리오는 나가는 사람이 지분을 챙기고 떠난 뒤, 남은 사람에게 큰 부담이 남는 경우다.

우리는 실제로 그런 상황을 겪은 적이 있다. 한 명의 원장이 병원을 떠나며 자신의 지분을 요구했고, 계약서에는 지분 처리에 대한 조항이 충분하지 않았다. 그 결과 병원의 재정은 크게 흔들렸고 남은 원장들은 한동안 큰 고통을 겪었다. 이 사건을 계기로 공동 개원의 끝은 병원의 지속 가능성에 있다는 점을 뼈저리게 깨달았다.

그래서 우리는 병원의 구조를 새롭게 설계했다. 은퇴 시점을 미리 정해 두고, 그 이전에 자발적으로 병원을 떠나는 경우에는 지분을 정산하지 않는 계약을 마련했다. 은퇴 시점 이후에는 정해진 방식으로 퇴직금을 지급받도록 하여 병원에 미치는 영향을 최소화하도록 했다. 이는 단순히 계약상의 조건을 넘어서, 병원에 대한 책임과 의무를 명확히 하는 장치이기도 했다. 이러한 시스템 덕분에 구성원 모두는 자신이 병원에서 언제까지 어떻게 일할 것인지에 대한 예측 가능한 계획을 세울 수 있게 되었고, 병원의 안정성도 크게 높아졌다. 무엇보다 환자에게도 불확실성이 줄어들고, 지속적인 진료를 받을 수 있는 환경이 마련된 셈이다.

병원이 사람을 남기는 구조로 진화해야

춘천예치과의 슬로건은 '100년을 이어갈 치과'이다. 처음에는 다소 이상적으로 들릴 수 있는 문장이었지만, 지금은 그 문장이 병원의 구조와 철학을 그대로 대변한다. '100년'이라는 시간은 단지 환상적인 미래를 말하는 것이 아니라, 지금 이 병원이 그 방향으로 설계되고 실행되고 있다는 것을 뜻한다.

춘천예치과는 오너십을 가진 원장이 많다. 개인의 커리어에 따라 떠나는 일이 생겨도 병원은 사라지지 않도록 설계된 시스템이다. 병원의 운영은 특정 개인에 종속되지 않도록 구조화되어 있고, 누구든 나가더라도 병원의 생명력은 유지될 수 있도록 계약과 제도를 통해 기반을 마련해 두었다.

병원의 구조는 특정 개인이 떠나더라도 운영이 지속될 수 있도록 설계되어야 한다.

이러한 시스템을 만들기 위해서는 원장 각자의 권한 일부를 내려놓는 결단이 필요하다. 겉보기에 손해처럼 보일 수 있지만, 병원의 장기적인 안정과 공동체의 지속 가능성을 생각한다면 반드시 필요한 선택이다. 결국 병원을 위한 결정이 곧 나를 위한 결정이라는 인식이 병원 문화로 자리 잡아야 한다.

의료경영 이론에서는 병원을 여러 유형으로 나눈다. 수익 중심의 '영업병원', 고객 관계 중심의 'CRM병원', 전략 중심의 '기획병원', 인재 중심의 '리더십병원', 비전 중심의 '비전병원', 사명 중심의 '미션병원' 등이다. 이 가운데 '영속병원'은 가장 이상적인 모델로, 단순히 생존을 넘어 세대를 잇는 진료 철학과 조직 구조를 갖춘 병원을 뜻한다.

춘천예치과는 이러한 영속병원의 모델을 목표로 삼고 있다. 병원을 떠난 이후에도 병원을 응원하고 지키고자 하는 구성원이 계속 존재하는 한, 병원은 단순한 진료소가 아닌 살아 있는 조직으로서 기능할 수 있다. 이는 환자에게는 신뢰를, 직원에게는 소속감을, 후배 원장에게는 자긍심을 줄 수 있는 가장 현실적인 지속성의 근거이기도 하다.

100년을 이어갈 치과라는 문장은 수사가 아니라 구조와 문화의 또 다른 표현이다.

결국 '100년을 이어갈 치과'라는 문장은 철학을 위한 수사가 아니라, 지금 실행되고 있는 구조와 문화의 다른 표현이다. 병원은 진료를 넘어 사람을 남기고, 철학을 계승하고, 환자의 삶에 오래도록 함께하는 파트너가 되어야 한다. 그리고 그 중심에는 사람을 위한 조직을 고민하고 만든 사람들이 있어야 한다.

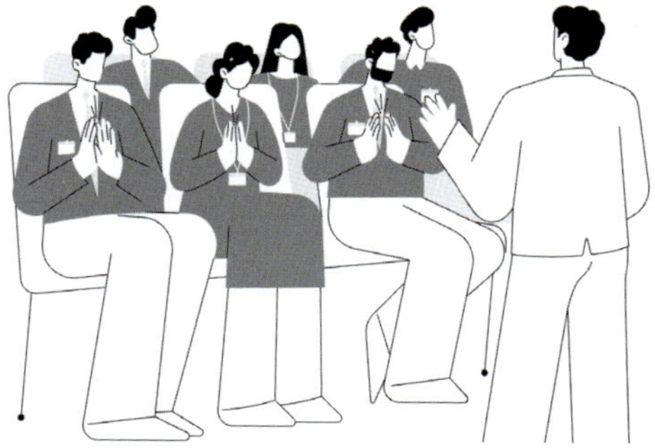

핵심 요약

1. 공동 개원은 언젠가 반드시 '끝'을 맞이한다는 전제로 출발해야 한다.
2. 시작보다 끝이 더 어렵고, 끝이 제대로 설계되지 않으면 병원의 존속을 위협하게 된다.
3. 퇴사·은퇴에 대한 계약 구조가 병원의 지속 가능성을 좌우한다.
4. 나가는 사람은 손해 없이, 남는 사람은 병원 운영에 부담이 없도록 명확한 정산 구조가 필요하다.
5. 춘천예치과의 '100년 치과' 시스템은 은퇴 시점, 퇴직 방식, 지분 미정산 계약 등을 통해 설계되었다.
6. 구성원 간의 예측 가능성과 환자의 지속적 신뢰를 확보하기 위한 구조적 장치이다.
7. 병원은 특정 개인에게 종속되지 않고, 사람을 남기고 철학을 이어가는 구조로 진화해야 한다.
8. 공동 개원의 진정한 성공은 병원을 떠난 이후에도 병원을 지지하는 사람이 남는 데서 증명된다.

벤치마킹 적용 포인트

1. 계약서에 '끝'에 대한 조항을 반드시 포함시켜라.
2. 지분 정산 방식, 은퇴 기준, 퇴사 시 대응 방안 등은 공동 개원의 필수 항목이다.
3. 은퇴 시기와 방식은 병원의 철학과 지속 가능성을 고려해 설계하라.
4. 단기 손익이 아닌 병원의 존속과 운영 안정성을 기준으로 결정해야 한다.
5. 모든 구성원이 병원에 대한 책임과 의무를 계약으로 공유하도록 하라.
6. 이는 병원 운영의 예측 가능성을 높이고, 환자에게도 안정감을 준다.
7. '개인을 위한 선택이 병원을 위한 선택이고, 병원을 위한 결정이 곧 나를 위한 결정'이라는 인식을 조직문화로 만들어라.
8. 진정한 영속병원을 지향한다면 사람 중심의 철학과 구조를 동시에 갖추어야 한다.

memo

우리 병원에 적용해 보기

진솔한 이야기 (대담)

1. 처음엔 믿음이었다

인터뷰어▶

인터뷰 전에 두 분과 이야기를 좀 나눠 봤는데요. 제가 이렇게 두 분의 이야기를 듣다 보면, 공동 개원이라는 게 단순히 병원 문을 함께 여는 게 아니라 인생의 긴 여정을 함께 가는 일이라는 생각이 듭니다. 그럼 본격적으로 대담을 시작하겠습니다. 좀 건조하게 느껴져도 원론적인 이야기부터 여쭤보겠습니다. 시작은 어땠나요? 많은 사람이 궁금해하는 건 '어떻게 믿고 함께 시작하게 되었는가'예요.

김동석▶

어떤 특별한 계기가 있었던 건 아니에요. 돌이켜보면 '이 사람이랑 하면 잘 해낼 수 있겠다'는 감각적인 신뢰였죠. 우리가 같은 대학 입학 동기이긴 한데, 제가 중간에 군대를 다녀와서 수련의 때는 제가 두 해 아래였고, 이후에 송 원장이 공보의를 갔다 와서 사회 진출은 제가 1년 빨랐어요. 좀 애매한 관계죠. 그런데 학생 때 1년 넘게 자취방도 같이 썼어요. 사실 그게 다였어요. 사람 됨됨이, 성실함, 병원에 대한 태도 같은 게 일상에서 보이니까.

송호용▶

(웃으며) 하루 세끼 같이 밥 먹고, 서로 코 고는 소리까지 아는 사이였지. 개원을 함께 하자고 정식으로 말한 적은 없지만, 서로의 마음속에는 '누구랑 하겠어, 이 사람이랑 하지'라는 게 있었던 것 같아요. 말하자면… 구두계약보다 더 강력한 일상의 축적?

인터뷰어▶

믿음이 계약서보다 먼저 있었군요. 그런데 많은 공동 개원이 결국엔 깨지잖아요. 믿음으로 시작해서도 실패하는 경우도 있고요.

김동석▶

그래서 우리도 지금 생각해 보면 운이 좋았던 거 같아요. 아니, 솔직히는 운이 아니라 싸워도 끝까지 얘기하고 풀었던 성향 덕분인 것 같기도 해요. 싸움의 기술?

송호용▶

우리는 서로 부딪히는 걸 두려워하지 않았어요. 오히려 논쟁하고 나면 더 단단해지는 느낌이 있었거든요. 결정적인 건, 그 믿음이 현실적인 제도로 연결되었기 때문이에요. 말하자면, '믿음의 계약서'가 뒤늦게지만 문서로도 만들어진 거지.

2. 함께 쓴 원장방

인터뷰어▶

이야기를 들으면 들을수록 '두 분이 얼마나 가까운 사이였는지'가 느껴집니다. 그런데 공동 개원을 해도 보통 원장실은 따로 쓰는 경우가 많잖아요. 그런데 두 분은 하나를 같이 쓰셨다고요?

송호용▶

맞아요. 아주 작은 방 하나를 같이 썼어요. 지금 생각해도 용감했지.

김동석▶

저는 저만의 공간에서 혼자만의 시간이 있어야 하는 성격이거든요. 그래서 병원을 확장할 때 개인 원장방을 강력하게 요구했어요. 그런데 송호용 원장이 강력하게 반대하더라고요. 얼굴 안 보기 시작하면 얘기도 안 하게 된다고. 제가 결국 수긍했죠. 지내다 보니 그게 맞았죠.

인터뷰어▶

그래도 가깝고 얼굴을 자주 보면서 더 싸우게 되는 사람들도 있잖아요. 아무래도 익숙한 시간이 지나기 전까지는 서로에게 신경이 꽤 쓰였을 것 같은데요.

김동석▶

초창기엔 솔직히 서로 의식도 좀 했어요. 누가 더 진료 잘하나, 환자 많이 보나, 누가 더 영향력 있나. 그러니 같은 방을 쓰는 게 은근히 스트레스도 됐지.

송호용▶

(웃으며) 특히 서로 전화 받을 때. 어떤 땐 내가 누가 봐도 아주

진지한 통화 중인데, 저쪽에서 웃으면서 친구랑 통화하면 '저 사람 지금 뭐 하는 거지?' 싶은 거야.

김동석▶

그런데 그게 은근히 도움이 됐어요. 거리를 두고 있었으면 오해가 커졌을 거야. 같이 있으니까 서로의 고민이나 짜증을 바로 듣게 되고, 자연스럽게 감정이 풀리더라고요. 그게 대단한 해결 구조였지.

인터뷰어▶

한 방을 쓴다는 건 정말 상징적인 일이네요. 그게 공동 개원의 긴 여정을 함께하는 마음가짐을 상징하는 것처럼 느껴져요.

송호용▶

그 방에서 결재도 같이 하고, 회의도 하고, 가끔 낮잠도 잤어요. 싸운 다음에도 같이 있었으니까, 말 안 하다가도 몇 시간 지나면 '야, 아까는 미안했어.' 하게 되고. 서로 멀어질 틈을 안 준 거죠.

3. 서로의 직원 존중까지 걸린 시간

인터뷰어▶

두 분의 이야기를 듣다 보면 참 많이 싸우셨구나 싶은데요. 그중에서도 직원 문제는 공동 개원에서 늘 민감한 부분이잖아요. '내 직원은 내가 지킨다'는 감정도 생기고요. 그런 부분에서도 갈등이 있었을 것 같은데요?

송호용▶

있었죠. 그게… 지금은 웃으면서 얘기할 수 있는데, 예전에는 굉

장히 예민한 문제였어요. 사실 공동 개원이라는 게 '공동'이라고 하면서도 실질적으로는 팀이 나뉘거든요. 직원들도 각 원장과 밀접하게 일하게 되니까, 어느 순간 '우리 직원'이라는 정체성이 생겨요.

김동석▶

예를 들어, 송 원장이 자기 팀 직원에 대해 칭찬하면 괜히 내 쪽 직원이 비교되는 것 같고, 내가 뭔가를 지적하면 '쟤는 왜 내 사람한테 그래?'라는 감정이 스멀스멀 올라오고.

송호용▶

정말 이상한 거예요. 우리는 진짜 가족 같은 사이인데, 정작 직원 문제에선 가족처럼 예민했어요. 누가 내 가족 욕하는 느낌? 그게 아이러니였죠. 우리가 공동 개원 파트너인데, 각자 내 직원이 더 가까운 가족처럼 느껴졌으니까.

김동석▶

결국 깨달은 건 상대 팀에 대한 존중이 진짜 공동 개원을 오래가게 하는 핵심이라는 거였어요. 어느 순간부터는 '그건 송 원장 팀에서 알아서 할 일' 혹은 '그건 김 원장 팀이 결정한 거니 존중하자'는 말이 자연스럽게 오갔죠.

송호용▶

우리 둘이 그런 합의를 한 순간 병원 전체의 공기가 바뀌었어요. 직원들도 눈치 안 보고 일할 수 있게 됐고, 각 팀장도 자율적으로 문제를 해결하게 되었고요. 공동 개원에선 이런 변화가 병원의 공기를 완전히 바꿉니다.

인터뷰어▶

결국 직원에 대한 존중이 서로에 대한 존중이 되는군요. 쉽지 않은 감정이었을 텐데, 그걸 말로 풀고, 시스템으로 정착시켰다는 게 참 인상적이에요.

4. 누가 더 기여했나 싸우기도

인터뷰어▶

이번엔 조금 더 예민한 질문 드릴게요. 공동 개원을 하다 보면, 누가 더 병원에 기여했는지를 두고 미묘한 신경전이 생기잖아요. 솔직히 두 분도 그랬죠?

김동석▶

하하. 아주 미묘하게요. 겉으로는 말 안 해도 속으로는 '내가 더 열심히 했는데?' 이런 마음이 있었죠.

송호용▶

아니, 전 말로 했는데? "야, 솔직히 지난달 매출은 내가 다 한 거잖아."라고. (웃음)

김동석▶

그게 송 원장의 스타일이지. 생각을 바로 말하니까 싸움이 생겨도 금방 풀리죠. 저는 속으로 삭이다가 한 번에 터뜨리는 스타일이니까 더 오래가기도 하고.

인터뷰어▶

MBTI가 INFJ와 ESFJ 조합이라더니, 확실히 그런 차이가 있네요. 그러면 진짜로 싸운 적도 있어요?

송호용▶

크게 싸운 적은 많아요. 말로. 근데 그 싸움이 무서운 게 아니라, 필요했던 거 같아요. 우리가 말로 싸우지 않았으면 마음속에서 키운 감정이 병원 전체를 어렵게 만들었을지도 몰라요.

김동석▶

결국 싸운 다음에 둘이 회의실이나 원장방에서 조용히 정리했어요. 때론 "그 말은 좀 서운했어."라고 말하고, "맞다, 내가 그건 생각이 짧았네." 하기도 하고요.

송호용▶

그런데 지금은 싸울 일이 거의 없어요. 서로의 방식이 다르다는 걸 인정하게 됐거든요. 그리고 병원의 크기가 커지면서, 역할도 자연스럽게 분화됐고요.

김동석▶

그리고 이제는 '내가 얼마나 더 했는가'보다 '병원이 얼마나 잘 굴러가고 있는가'에 초점이 맞춰졌어요. 그게 바로 '공동'의 진짜 의미 아닐까요?

인터뷰어▶

아, 그 말 너무 멋지네요. '누가 더 했느냐'의 싸움에서 '함께 지속되느냐'의 고민으로 넘어간 순간이 있었군요. 듣는 사람도 뭉클해집니다.

5. 병원을 떠난 동업자와 지분 문제

인터뷰어▶

병원이 20년 동안 운영되었다는 건, 중간에 누군가는 떠나기도 했다는 얘기겠죠. 공동 개원에서 '탈퇴'는 정말 예민한 이슈인데, 실제로 그런 일이 있었나요?

송호용▶

있었죠. 한 명이 병원을 떠나면서 지분 정리를 요청한 일이 있었어요. 근데 그때 저희 계약서가… 완벽하진 않았어요.

김동석▶

맞아요. 처음 계약서 작성할 땐 '우리는 믿고 가는 사이니까'라는 감정이 우선이었거든요. 그래서 지분 처리에 대한 항목이 너무 단순했어요.

송호용▶

그게 결국 문제였죠. 나가는 분 입장에선 최대한 받고 나가고 싶고, 남는 우리는 운영을 계속해야 하니까 부담이 커졌어요. 결국 1년 넘게 변호사랑 줄다리기를 했죠.

김동석▶

그 과정에서 병원 분위기도 흐려지고, 저희끼리도 서로 예민해졌고요. '공동 개원은 끝이 없을 줄 알았는데, 누군가 먼저 끝을 말하면 다 흔들리는구나'라는 걸 뼈저리게 느꼈죠.

인터뷰어▶

그 이후로는 계약서를 어떻게 바꾸셨나요?

송호용▶

아예 '은퇴 시점'이라는 걸 정했어요. 정해진 은퇴 시기 전에 나가면 지분은 요구할 수 없고, 정해 놓은 시점 이후에 은퇴 시 퇴직금 형태로 받는 구조죠.

김동석▶

쉽게 말하면 계약서에다 '어디까지가 같이 가는 시간이고, 그 뒤는 깔끔하게 정리하자'고 명시한 거예요. 그리고 중요한 건 이 구조가 병원을 계속 굴러가게 한다는 거예요.

송호용▶

누가 나가도 병원은 남는다. 그게 우리가 만들고 싶었던 지속 가능성의 핵심이었죠.

인터뷰어▶

말 그대로 '병원이 한 명의 것이 아니라, 모두의 것'이라는 철학이 느껴지네요. 병원이 흔들리지 않으려면, 탈퇴도 질서 있게 해야 한다는 말이 참 와닿습니다.

6. 보험사기 사건과 병원의 신뢰 위기

인터뷰어▶

이번엔 좀 충격적인 사건이라고 들었는데요. 병원 차원에서 보험사기를 당하셨다고요?

김동석▶

(고개를 절레절레 흔들며) 지금도 생각하면 한숨이 나요. 그때 병원 직원들 위해서 단체 보험을 들어 줬거든요. 복지 차원에서요.

송호용▶

그걸 관리하던 외부 보험 컨설턴트가 사기꾼이었어요. 말은 번지르르하게 했는데, 알고 보니 허위 계약을 걸어 두고 커미션만 챙겨서 튄 거죠.

김동석▶

문제는 그 사람이 우리 병원 이름으로 계약을 진행했다는 거예요. 심지어 우리는 그걸 몰랐고요. 그러니 나중에 경찰서에서 부른 거예요.

인터뷰어▶

헉, 정말요? 경찰서까지요?

김동석▶

네, 전 취조실까지 들어갔어요. 밀실에 앉아 조사를 받았는데, 그날 이후로 당분간 밀폐된 공간만 들어가도 숨이 막히는 느낌이 들더라고요. (웃으며) 아, 그땐 진짜 고소공포증보다 밀실공포증이 더 심했어요.

송호용▶

가장 괴로웠던 건, 환자나 직원한테 '혹시 병원이 사기를 같이 친 거 아니야?' 하는 의심의 눈초리를 받을 때였어요. 그게 자존심 상하고 속상했죠.

김동석▶

그 일을 겪고 나니까, 병원에 들어오는 외부 인력, 특히 돈이 얽힌 관계는 아무리 좋은 사람이어도 꼭 검증 절차를 밟자고 다짐했어요.

인터뷰어▶

위기는 늘 예고 없이 오네요. 그때 병원의 신뢰를 지키기 위해 특별히 한 일이 있었나요?

송호용▶

직원들한테 바로 공지하고, 병원 전체 회의 열어서 투명하게 설명했어요. 그리고 복지 차원의 직원보험 계약은 문제없게 다시 진행했죠.

김동석▶

그 뒤로는 우리끼리 '병원은 선한 의도로 망하지 않는다. 무지와 방심으로 무너진다'는 말을 자주 하게 됐어요. 공동 개원에서 신되는 환자와의 관계뿐 아니라, 내부 관계, 외부 관계까지도 철저해야 하니까요.

7. 확장 기회의 타이밍

인터뷰어▶

확장을 잘했다는 병원 이야기는 별로 없어요. 확장은 '규모의 성장'이 아니라 '위험의 증가'라는 말도 있으니까요. 예치과는 어떻게 확장하게 되었나요?

송호용▶

타이밍이 정말 좋았어요. 환자 수가 급격히 늘던 때마다 바로 위, 아래층 공실이 생겼거든요. 이건 하늘이 준 기회라고 생각했죠.

김동석▶

우리는 둘 다 조심스러운 스타일은 아닌데, 그때만큼은 냉정하게 분석했어요. '이 확장이 병원 철학에 부합하느냐', '돈만 벌자고 하는 거냐' 이런 얘기도요.

송호용▶

처음 100평에서 시작했는데 지금은 500평까지 왔잖아요. 확장도 그냥 넓히는 게 아니라 '다시 짓는' 마음으로 했어요. 시스템을 다시 설계하고, 사람을 더 뽑고, 회의 방식도 바꾸고요.

김동석▶

확장은 기회이기도 하지만 공동 개원에서는 갈등의 씨앗이 되기

쉬워요. 누가 어떤 위치를 맡느냐, 어느 진료실이 더 좋으냐… 작은 것 하나에도 의견이 엇갈릴 수 있죠.

인터뷰어▶

그러면 결정은 어떻게 하셨어요?

송호용▶

우린 회의는 짧고 강하게 하는 편이에요. 1시간 안에 끝내야 한다는 원칙이 있었고, 최종 의견은 항상 명문화해서 남겼어요.

김동석▶

그리고 중요한 건 '확장을 안 했을 때의 리스크'도 같이 보는 거였어요. 놓치면 후회할 기회라면, 감당 가능한 위험은 감수하는 게 맞다고 봤어요.

8. 지역과 중앙의 역할 분담

인터뷰어▶

두 분 다 병원 외부 활동도 활발히 하셨잖아요. 역할 분담이 자연스럽게 되었다고 들었는데, 그건 어떻게 된 건가요?

김동석▶

저는 춘천시치과의사회 회장도 맡았고, 지역사회 활동에 자연스럽게 참여하게 됐어요. 커뮤니티 기반으로 병원을 생각했죠.

송호용▶

저는 중앙회 일, 예를 들어 대한치과의사협회 부회장도 했고요. 공적 발언의 무게를 좀 더 신중하게 다뤄야 했어요. 의정 활동이 많아서요.

인터뷰어▶

중앙과 지역으로 자연스럽게 나뉜 건가요?

송호용▶

자연스럽진 않았어요. (웃음) 서로 이런 활동을 시작할 땐 '그럼 병원 일은 누가 더 하냐'는 시선도 있었고요. 사실 공동 개원에서 '바깥 활동'은 민감한 주제예요.

김동석▶

그래서 우리는 '외부 활동은 병원의 철학을 확장하는 일'이라는 기본 합의를 했어요. 병원 홍보가 아니라, 병원이 가진 가치가 사회에 닿을 수 있도록 한다는 거죠. 송 원장은 잡다한 지식까지도 너무 잘 알고 대화를 주도적으로 잘 끌어가는 스타일인 데다가 옷도 잘 입는 멋쟁입니다. 그래서 중앙으로 진출하는 게 맞죠. 저는 상대적으로 좀 묵묵하고 진중한 데다가 춘천시 지역사회와 좀 더 가까운 일을 많이 했었거든요. 그래서 자연스럽게 일이 나뉘더라고요.

송호용▶

의사로서, 병원장으로서 또 공동 운영자로서 그 균형을 맞추는 게 쉽진 않았지만, 상대가 무얼 위해 움직이는지는 서로 믿었어요.

9. 은퇴를 향한 다른 속도

인터뷰어▶

20년이면 은퇴 이야기도 슬슬 나올 때인데요. 두 분 은퇴 계획은 어떠세요?

김동석▶

(웃음) 계획은 있었죠. 20년 전엔 '50 넘으면 그만두자'라고도 했어요. 근데 이게, 병원이 계속 크고 묶인 것도 많아지니까 그렇게 쉽지 않더라고요.

송호용▶

그 말 했던 게 저예요. 빨리 은퇴해서 해외에 나가서 살겠다고. 근데 지금은 생각이 바뀌었어요. 병원이 나를 붙잡은 게 아니라, 내가 병원 안에서 계속 성장하고 있다는 생각이 들어요.

김동석▶

다만 속도는 달라요. 저는 좀 더 차분하게 정리해 가려는 타입이고, 송 원장은 여전히 에너지가 넘치거든요. 그 속도 차를 존중해 주는 게 지금의 건강한 관계 유지 비결이에요.

인터뷰어▶

은퇴는 결국 '자신의 몫'이라기보다 '병원 전체의 몫'이 될 수도 있겠네요.

송호용▶

맞아요. 은퇴는 개인이 떠나는 게 아니라, 병원의 일부가 어떻게 교체되느냐의 문제예요. 그래서 우리는 시스템으로 정리했죠.

김동석▶

정해진 시기 이전에 나가면 지분을 요구하지 못하고, 이후엔 퇴직금처럼 정산해 주는 구조. 어느 누구도 병원의 존속에 해가 되지 않도록요.

송호용▶

우리가 떠날 날이 와도 병원이 흔들리지 않는 게 목표예요. 그게 진짜 100년 병원의 시작이니까요.

인터뷰어▶

오늘 두 분의 이야기를 들으면서 '공동 개원이란 결국 사람의 일이다'라는 생각이 다시 한번 들었습니다. 병원을 함께 운영한다는 건 단순히 건물을 함께 쓰는 게 아니라, 삶의 철학과 속도, 때로는 감정까지 공유하는 일이라는 걸 느꼈고요.

이제 마지막 질문을 드려볼까 합니다.

20년이라는 시간, 그리고 앞으로의 시간까지 포함해서 — 각자 마지막으로 남기고 싶은 말씀이 있다면요?

김동석▶

(웃음) 저부터요?

공동 개원을 준비하거나 지금 하고 있는 분들께 꼭 말씀드리고 싶은 건, '결국 다 지나간다'는 겁니다. 좋은 날도, 힘든 날도. 근데 그걸 같이 겪을 사람이 있다는 게 큰 복이에요. 싸울 수도 있고, 지칠 수도 있지만….

그게 '같이한 사람'이라는 이유만으로도 견디고 돌아보게 되는 순간이 많습니다. 저도 동업자지만… 사실 오랜 삶의 동반자를 얻은 기분이에요.

송호용▶

저도 같은 마음이에요. 20년을 함께했다는 게 어떤 의미인지, 하루하루는 모르지만 쌓이고 나니 압니다. '병원을 함께 한다는 건 함께 나이 드는 일이다' ─ 그런 생각을 해요. 처음엔 그냥 '같이 하면 든든하겠다'는 마음이었는데, 지금은 '혼자였다면 못 왔을 곳'까지 와 있다는 게 실감 나죠.
다만 앞으로는… (웃음) 서로 은퇴 시점 놓고 머리싸움 하겠죠?

인터뷰어▶

하하, 아주 예측 가능한 미래네요.
20년을 함께 걸어온 두 분의 이야기, 웃음도 있었고, 울컥한 순간도 있었고, 솔직해서 더 진하게 다가왔습니다.
오늘 대담은 여기까지입니다.
'100년을 이어갈 병원'이라는 말이 허언이 아니라는 걸, 두 분의 대화만으로도 충분히 느낄 수 있었고요. 아직도 같이 써 온 원장방처럼, 앞으로의 공간도 두 분의 철학과 관계가 담긴 따뜻한 병원으로 계속 이어지길 바랍니다.
긴 시간 나눠 주셔서 진심으로 감사합니다.

핵심 요약

'믿음에서 제도로, 갈등에서 존중으로'

1. 시작은 '감각적인 신뢰'였다

계약서보다 먼저 마음속에 자리한 믿음이 있었다. 말로 확인하지 않아도 서로를 이해했던 관계, 일상 속에서 축적된 신뢰가 공동 개원의 출발점이었다.

2. 거리보다 '같은 방'이 중요했다

하나의 원장방을 함께 쓰는 것은 단순한 공간 공유가 아닌 감정 공유의 장치였다. 자주 마주침으로써 생긴 충돌은 오히려 감정을 해소하는 통로가 되었고, 오해는 대화를 통해 빠르게 풀 수 있었다.

3. '직원' 문제는 곧 '존중'의 문제였다

초기엔 '내 사람'에 대한 보호심에서 비롯된 갈등이 있었지만, 시간이 지나며 상대 팀에 대한 존중과 자율을 인정하면서 병원의 공기가 달라졌다. 직원을 향한 태도는 곧 동료를 향한 태도로 이어졌다.

4. '누가 더 기여했는지'의 갈등은 성장의 일부였다

기여도에 대한 민감함은 누구나 겪는 감정이지만, 이를 말로 풀고 인정하는 과정을 통해 관계는 더욱 깊어졌다. 이제는 '내가 얼마나 했느냐'보다 '병원이 얼마나 건강하냐'가 기준이 되었다.

5. 탈퇴를 둘러싼 위기는 '제도화'로 풀었다

공동 개원이 영원할 수는 없다는 현실을 인식하고, 지분 정리와 은퇴에 대한 원칙을 명문화함으로써 병원의 지속 가능성을 높였다. 탈퇴조차도 병원의 일관된 질서 안에서 다뤄야 한다는 것을 배웠다.

6. 신뢰는 외부까지 확장되어야 한다

보험사기 사건은 외부 인력 관리의 중요성을 일깨웠고, **'선의만으로 병원이 망하진 않지만, 무지와 방심은 병원을 무너뜨린다'**는 교훈을 남겼다. 신뢰는 내부뿐 아니라 외부 관계에서도 검증되고 지켜져야 한다.

7. 확장은 '규모'보다 '철학'의 문제였다

병원의 확장은 단순한 공간의 확장이 아닌 철학과 시스템의 확장이었다. 감당 가능한 위험과 가치 있는 도전의 균형을 잡으며, 성장을 계획적으로 추진했다.

8. 각자의 강점을 살린 '역할 분담'

한 사람은 지역, 한 사람은 중앙. 서로의 스타일과 전문성을 존중하며 공동 개원이 외부 활동과 병원 운영 모두에서 시너지를 낼 수 있도록 조율했다.

9. 은퇴는 개인의 일이 아니라 병원의 일이다

은퇴조차 병원의 시스템 속에 포함시켜야 한다는 인식으로, 사람이 떠나도 병원이 흔들리지 않도록 '속도 차를 존중하면서도 제도화'한 준비가 돋보였다.

'병원을 함께 한다는 건 함께 나이 드는 일이다.'

두 사람이 말하듯, 공동 개원은 단순한 협업 이상의 의미를 지닌다.

이야기를 함께 써온 시간 그리고 서로를 인정하며 단단해진 관계, 이 모든 것이 '100년을 이어갈 병원'을 가능하게 하는 토대이다. 공동 개원을 꿈꾸는 많은 이들에게 사람 중심의 경영, 관계의 힘, 갈등을 지나 존중으로 가는 길을 보여주는 하나의 살아 있는 지도가 되었으면 한다.

에필로그

함께한 시간 그리고 앞으로의 시간

병원을 세우는 일은 건물을 짓는 일이 아니다. 그 안에 함께할 사람을 정하고, 매일의 진료를 나누고, 환자의 사소한 표정과 이야기에 귀 기울이며, 어느 날은 함께 웃고, 어느 날은 같이 무거운 회의 테이블 앞에 앉아야 하는 일이다. 춘천예치과가 20년 동안 이어져 온 길은 그런 시간의 연속이었다.

우리는 공동 개원이라는 구조 속에서 단지 병원을 함께 운영하는 것이 아니라, 서로를 알아 가고, 변화에 적응하고, 때로는 깊이 다투며 '공동'이라는 단어의 진짜 의미를 배워왔다. 처음엔 같은 수련의 방에서 시작했고, 작고 단출한 진료실에서 하루하루를 채워 나갔다. 그 사이 진료는 깊어졌고, 병원은 넓어졌으며, 함께하는 사람의 수도 늘어났다. 누군가는 떠났고, 누군가는 남아 병원을 지켰다. 그러면서도 우리가 지키고자 했던 가치는 변하지 않았다. 병원이 한 사람의 이름이 아닌, '우리'라는 이름으로 남는 것. 그것이 우리가 20년 전 생각했던 미래의 모습이었다.

시간이 흐를수록 우리는 이 병원이 단지 의료서비스의 공간이 아니라 철학이 살아 있는 공간이기를 바랐다. 치료의 기술만큼이나 사람에 대한 존중, 지속 가능한 시스템, 환자와 직원 모두에게 신뢰받는 문화 — 이 모든 것이 예치과의 진짜 진료라고 믿었다.

20년의 공동 개원은 결코 쉬운 일이 아니었다. 갈등도 있었고, 돌이킬 수 없는 오해와 마주한 적도 있었다. 때로는 병원의 미래가 위태로웠고 때로는 눈앞의 고비를 넘기기 급급했다. 그럼에도 불구하고 우리가 병원을 포기하지 않았던 건, 이곳이 단순한 일터가 아니었기 때문이다. 함께 늙어 가는 공간, 함께 성장한 철학

그리고 서로를 향한 믿음이 있었기에 버틸 수 있었다.

이제 20년을 돌아본 이 책을 덮으며, 우리에게는 또 다른 숙제가 남는다.

'다음 20년을 어떻게 이어갈 것인가.'

앞으로 이 병원에는 또 새로운 구성원이 들어올 것이고, 지금의 구성원 중 누군가는 물러날 것이다. 그러나 춘천예치과가 지켜온 가치와 시스템이 계속해서 사람을 품고 이어질 수 있다면, 우리는 '100년을 이어갈 치과'라는 말이 단순한 구호가 아니라 실제가 될 수 있다는 것을 믿는다.

이 책은 우리 병원의 기록이지만, 동시에 이 시대를 살아가는 수많은 공동 개원의 병원 그리고 사람 중심의 진료를 꿈꾸는 이들에게 바치는 한 편의 응원이다. 우리가 해 온 시행착오와 배움이 누군가에게는 더 나은 시작의 디딤돌이 되기를 바란다.

그리고 언젠가,

춘천예치과의 40주년을 준비하며 다시 이 책을 펼쳐 볼 날이 온다면, 그때도 오늘처럼 서로 웃으며 말할 수 있기를.

"우린 아직도, 같이하고 있어."

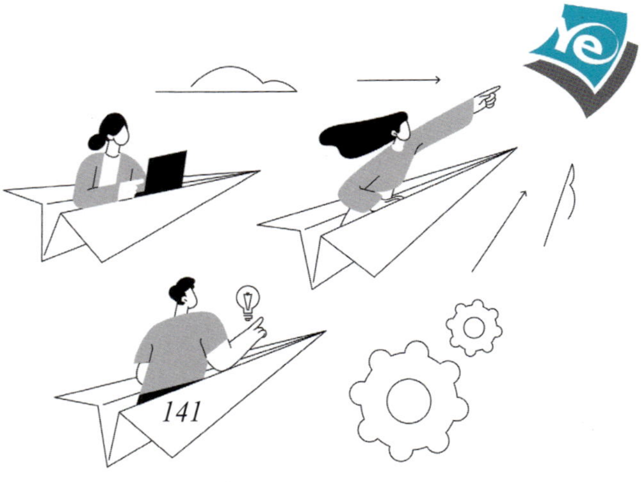